T0220036

Protocollo MEC

Alessandro Tavano • Hélène Côté •
Perrine Ferré • Bernadette Ska • Yves Joanette

Protocollo MEC

Protocollo Montréal per la valutazione delle abilità comunicative

In collaborazione con
Elisa Cravello, Rosalba Mannu, Antonio Schindler,
Ugo Nocentini, Emanuele Biasutti, Paolo Brambilla,
Sandra Strazzer

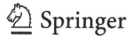 Springer

Alessandro Tavano Institut für Psychologie, Universität Leipzig, Lipsia, Germania; IRCCS "E.Medea", Associazione "La Nostra Famiglia", Poli di Bosisio e del Friuli Venezia Giulia
Hélène Côté, Yves Joanette, Bernadette Ska, Perrine Ferré Centre de Recherche, Institut Universitaire de Gériatrie de Montréal, École d'Orthophonie et d'Audiologie, Faculté de Médecine, Université de Montréal

In collaborazione con
Elisa Cravello, IRCCS "E.Medea", Associazione "La Nostra Famiglia", Polo del Friuli Venezia Giulia; *Rosalba Mannu*, IRCCS Fondazione "Santa Lucia", Roma; *Antonio Schindler*, Azienda Ospedaliera "L. Sacco", Università degli Studi di Milano; *Ugo Nocentini*, IRCCS Fondazione "Santa Lucia", Roma e Università degli Studi di Roma "Tor Vergata"; *Emanuele Biasutti*, U.R.N.A. - Dip. Medicina Riabilitativa - Istituto di Medicina Fisica e Riabilitazione - ASS4 Medio Friuli; *Paolo Brambilla*, Università di Udine e University of Texas Medical School at Houston; *Sandra Strazzer*, IRCCS "E.Medea", Associazione "La Nostra Famiglia", Polo di Bosisio Parini.

Titolo dell'opera originale: Protocole MEC – Protocole Montréal d'Évaluation de la Communication. © Ortho édition, 2004

I lettori sono invitati a scaricare il materiale aggiuntivo al seguente indirizzo: http://extras.springer.com, password: 978-88-470-5455-4

ISBN 978-88-470-5455-4   ISBN 978-88-470-5456-1 (eBook)

DOI 10.1007/978-88-470-5456-1

© Springer-Verlag Italia 2013

9 8 7 6 5 4 3 2 1   2013 2014 2015 2016

Layout copertina: Ikona S.r.l., Milano
Impaginazione: Graphostudio, Milano
Stampa: Arti Grafiche Nidasio, Assago (Mi)

Springer-Verlag Italia S.r.l. – Via Decembrio 28 – I-20137 Milan
Springer is a part of Springer Science+Business Media (www.springer.com)

Ringraziamenti

La realizzazione di questo progetto è stata favorita dal contributo di molte persone e Istituzioni che vogliamo ringraziare.

Il protocollo MEC (Protocole Montréal d'Evaluation de la Communication) è stato creato da Yves Joanette (Université de Montréal) insieme alla sua équipe presso l'Institut Universitaire de Gériatrie di Montréal (Canada). L'adattamento italiano è stato coordinato da Alessandro Tavano (allora presso l'IRCCS "Eugenio Medea" di San Vito al Tagliamento, Pordenone e Pasian di Prato, Udine) all'interno del progetto internazionale REPAR, che ha portato alla realizzazione anche dei protocolli MEC in spagnolo (Argentina, Aldo Ferrere e Valeria Abusamra) e portoghese brasiliano (Brasile, Rochele Fonseca). Ringraziamo quindi, in primis, il Governo del Québec e il Réseau Provincial de Recherche en Adaptation-Réadaptation (REPAR) per il supporto.

L'adattamento italiano del MEC è stato sostenuto dall'IRCCS "Eugenio Medea", attraverso il finanziamento di linee di ricerca corrente del Ministero della Salute negli anni dal 2005 al 2008. Per la fiducia e il supporto tecnico ringraziamo il personale delle sedi di Pasian di Prato (nella persona della allora Direttrice Pellegrina Arnoldi), San Vito al Tagliamento (nella persona del Direttore Amministrativo Dottor Marco Terenzi) e Bosisio Parini (Lecco, nella persona del Direttore Scientifico d'Istituto, Professor Nereo Bresolin). Desideriamo inoltre ringraziare il Professor Franco Fabbro, Direttore Scientifico del Polo del Friuli Venezia Giulia, che ha accolto con favore l'iniziativa, e la Dottoressa Sandra Strazzer, Responsabile di Linea di Ricerca e Primario dell'IRCCS di Bosisio Parini, per il continuo incoraggiamento e la fiducia.

La standardizzazione italiana del MEC si è avvalsa dell'aiuto e della professionalità di molti colleghi. La Dottoressa Elisa Cravello ha raccolto e codificato la maggior parte dei protocolli per il Nord Italia e ha elaborato il database generale. A lei va la nostra più sentita riconoscenza. La Dottoressa Giulia Santarossa ha raccolto una parte del campione per il Nord Italia. La Dottoressa Daniela Marchione e la Dottoressa Rosalba Mannu hanno raccolto il campione per il Centro Italia. Infine, la Dottoressa Rosalba Mannu ha raccolto il campione per il Sud Italia. Desideriamo in particolar modo ringraziare la Dottoressa Mannu per il sostanziale contributo all'opera.

L'utilizzo clinico del protocollo MEC italiano si è concentrato inizialmente sullo studio della comunicazione verbale nelle cerebrolesioni destre, nell'ambito del progetto REPAR (Canada, Brasile, Italia, Argentina), con l'obiettivo di definire un profilo cross-culturale della pragmatica della comunicazione verbale nei pazienti cerebrolesi. La rete collaborativa italiana include il Dottor Antonio Schindler dell'Ospedale "Luigi Sacco" di Milano e dell'Università Statale di Milano, il Dottor Ugo Nocentini dell'IRRCS "Fondazione Santa Lucia" di Roma e, per l'Istituto di Medicina Fisica e Riabilitazione di Udine, il Dottor Emanuele Biasutti e il Dottor Paolo Di Benedetto. Inoltre, hanno collaborato la Dottoressa Rosalba Mannu (IRRCS "Fondazione Santa Lucia" di Roma), la Dottoressa Federica Mondolo (Istituto di Medicina Fisica e Riabilitazione) e, infine, la Dottoressa Patrizia Cancialosi e la Dottoressa Marcella Pocchiola ("Fondazione Don Gnocchi", Presidio Ausiliatrice, Torino).

Si prevede di estendere l'uso del MEC ad altre popolazioni cliniche che presentino disturbi della comunicazione di tipo pragmatico. Alcune prove del MEC sono ora in uso con un campione di pazienti con schizofrenia, attraverso la collaborazione con il Professor Paolo Brambilla dell'Università di Udine e la Dottoressa Cinzia Perlini dell'Università di Verona. Poiché è stata riscontrata la compresenza di disturbi del linguaggio e della pragmatica verbale in un gruppo di pazienti italiani con schizofrenia (Tavano et al., 2008), risulta interessante utilizzare il MEC per indagare la specificità del deficit pragmatico.

Il MEC fa anche parte della batteria per lo studio degli esiti da trauma cranico presso l'IRCCS "Eugenio Medea" di Bosisio Parini, in collaborazione con la Dottoressa Sandra Strazzer. Solo disponendo di un quadro chiaro dei deficit comunicativi più frequenti in seguito a trauma cranico è possibile proporre ai pazienti un piano di recupero della comunicazione funzionale che abbia buone probabilità di riuscita. Il protocollo MEC si propone come uno strumento clinico specifico per il raggiungimento di questo obiettivo.

Infine, ringraziamo in anticipo quanti vorranno comunicarci suggerimenti o commenti: tavano@uni-leipzig.de

Indice

**Materiale aggiuntivo scaricabile da Springer Extra Materials
(http:\\extras.springer.com, password: 978-88-470-5455-4)**

–   14 protocolli di codifica
–   Stimulus Book
–   formulario di dépistage per il personale clinico
–   formulario di dépistage per il caregiver
–   file audio: prosodia emotiva (*voce di Carla Lugli*)
–   file audio: prosodia linguistica (*voce di Carla Lugli*)

Introduzione

La comprensione del ruolo degli emisferi cerebrali nella comunicazione verbale è cambiata negli ultimi decenni. Se in generale si ritiene che l'emisfero sinistro sostenga gli aspetti formali del linguaggio (ad esempio, la fonologia), l'integrità dell'emisfero destro è considerata necessaria per una comunicazione verbale ricca ed efficiente. In particolare, una lesione all'emisfero destro può danneggiare alcune componenti verbali di livello superiore.

La descrizione clinica dei disturbi acquisiti del linguaggio (sindromi afasiche) è da tempo concentrata sulle componenti linguistiche formali come la fonologia, la semantica, la morfologia e la sintassi. Grazie al contributo della psicolinguistica e della psicologia cognitiva, il concetto di abilità verbale si è però evoluto considerevolmente. Alle dimensioni tradizionali si aggiungono ora le componenti prosodiche, discorsive e pragmatico-inferenziali. Tali aspetti sono stati recentemente considerati nello studio dei disturbi acquisiti del linguaggio, in particolare in seguito a una lesione all'emisfero destro.

In seguito a lesione cerebrale destra, l'incidenza di disturbi verbali varia tra il 60 e il 70% dei pazienti (Côté et al., 2007). Questi disturbi sono importanti dal punto di vista clinico perché un danno alle componenti pragmatiche, prosodiche e/o discorsive può seriamente limitare la comunicazione con gli altri, inclusi i caregiver e le persone emotivamente vicine. I cerebrolesi destri possono presentare difficoltà a rispettare le regole conversazionali, trasmettere intenzioni comunicative basate su emozioni modulando i parametri intonativi e capire l'uso degli atti linguistici indiretti o il linguaggio figurato. Tali difficoltà hanno senza dubbio conseguenze comunicative per la persona interessata e il loro impatto funzionale e psicosociale può essere considerevole, interferendo con il mantenimento di rapporti interpersonali soddisfacenti e con la ripresa della vita professionale e sociale.

Se il progresso della conoscenza teorica e clinica permette ora di riconoscere la presenza di disturbi della comunicazione anche lievi, gli individui affetti spesso non ricevono un trattamento professionale adeguato. I disturbi verbali da lesioni cerebrali destre sono in genere meno marcati rispetto a quelli derivanti da lesioni all'emisfero dominante. Non influenzano direttamente la

A. Tavano et al., *Protocollo MEC*,
DOI: 10.1007/978-88-470-5456-1_1, © Springer-Verlag Italia 2013

comprensione, come ad esempio un danno al sistema fonologico, ma influenzano le componenti dinamiche del discorso e della conversazione. Pertanto, questi disturbi non possono essere rilevati da batterie convenzionali di valutazione dell'afasia come l'Aachener Aphasie Test (AAT, Huber et al., 1996).

La mancanza di sensibilizzazione e informazione specifica del personale medico e paramedico, nonché degli specialisti in terapia del linguaggio, e più ancora, l'assenza di un protocollo clinico specifico per la valutazione di questi disturbi, impediscono l'identificazione dei pazienti per i quali sarebbe giustificato un trattamento specialistico pragmatico-verbale.

Nel 2001, Eck e collaboratori hanno analizzato quattro protocolli clinici utilizzati per valutare la comunicazione in seguito a danni cerebrali: Mini Inventory of Right Brain Injury (Pimental e Kingsbury, 1989), Ross Information Processing Assessment (Ross, 1996), Rehabilitation Institute of Chicago Evaluation of Communication Problems in Right Hemisphere Dysfunction – Revised (Halper et al., 1996), Right Hemisphere Language Battery (Bryan, 1989; per l'adattamento in Italiano si veda Zanini e Bryan, 2003). Anche se di buona qualità, tutti questi protocolli presentano limitazioni teoriche e metodologiche (per una rassegna, si veda Joanette e Ansaldo, 2001).

Il protocollo Montréal per la valutazione della comunicazione (MEC, Protocole Montréal d'Évaluation de la Communication) si propone come uno strumento per valutare le abilità pragmatiche in ambito clinico, minimizzando i tempi e massimizzando l'attenzione alla funzionalità dell'interazione. Inoltre, il MEC permette di ottenere un profilo quantitativo anche nel caso in cui il paziente manchi di iniziativa verbale, attraverso le risposte a scelta multipla.

Per l'italiano sono disponibili anche il BLED SantaLucia (Batteria sul Linguaggio dell'Emisfero Destro, Rinaldi et al., 2006) e l'ABaCo (Assessment Battery of Communication, Angeleri et al., 2012). Il BLED si avvale di materiale visivo, ed è quindi di difficile somministrazione nel caso frequente di pazienti cerebrolesi destri con deficit di attenzione visiva e/o spaziale. Il protocollo MEC, al contrario, fa un uso molto limitato dell'informazione visiva. Inoltre, mentre il BLED si concentra su aspetti sottili dell'interazione pragmatica, quali l'umorismo e l'ironia, il MEC valuta la comprensione d'inferenze pragmatiche centrali per la comunicazione quotidiana, quali la comprensione di atti linguistici indiretti o della struttura concettuale veicolata da un breve racconto. L'ABaCo presenta interessanti punti di contatto con il MEC, ma la complessità della codifica, che ad esempio richiede l'analisi offline dell'interazione conversazionale videoregistrata, lo rende forse più adatto alla ricerca che all'uso clinico. Il MEC codifica l'interazione conversazionale utilizzando una check-list che può essere in parte compilata durante la somministrazione del protocollo, anche se è suggerita la registrazione audio per un successivo controllo.

Il MEC nasce dal lavoro di un gruppo di ricerca presso l'Institut Universitaire de Gériatrie di Montréal, sotto la direzione dei professori Yves Joanette e Bernadette Ska. Questo gruppo di ricerca ha contribuito all'identificazione e descrizione dei disturbi verbali in seguito a lesioni acquisite dell'emisfero destro, studiandone la specificità in rapporto ai disturbi delle funzioni esecutive e alle capacità inferenziali implicate in compiti di Teoria della Mente (Champagne-Lavau e Joanette, 2009).

La creazione del protocollo MEC ha richiesto quattro anni di lavoro e la sua pubblicazione in francese nel 2004 rappresenta il culmine di un'impresa iniziata nel 1999. Il protocollo MEC è stato sviluppato appositamente per la valutazione delle difficoltà verbali da lesione acquisita all'emisfero destro. Per questo motivo comprende prove di fluenza verbale e di giudizio semantico. Queste prove, pur non appartenendo all'inventario delle difficoltà di tipo puramente pragmatico, aiutano a formulare una diagnosi differenziale rispetto a danni ai sistemi attentivo-esecutivo e semantico. In ogni caso, numerose condizioni neurologiche possono provocare un'alterazione dell'emisfero destro: oltre all'ictus, si hanno disturbi della pragmatica in seguito a lesioni da tumore o traumi cranici di diversa gravità. La dinamica generativa del trauma cranico tipicamente causa lesioni biemisferiche. L'integrità dell'emisfero destro può essere anche compromessa dall'esordio insidioso di malattie neuro-degenerative come la demenza di Alzheimer.

Tuttavia, è opportuno ricordare che i problemi verbali di tipo pragmatico non derivano in via esclusiva da una lesione all'emisfero destro. Infatti, possono essere osservati in pazienti con lesioni cerebrali diffuse o demenza, anche se l'emisfero destro non è direttamente interessato. Ci possono essere problemi semantico-lessicali e discorsivi in pazienti con una lesione cerebrale sinistra. E, per estensione, il protocollo MEC può essere molto utile per valutare le componenti discorsive, le abilità prosodiche, semantico-lessicali e pragmatico-inferenziali in individui con lesioni cerebrali di diversa eziologia, ma che presentino difficoltà in componenti verbali complesse. Infine, il MEC si propone come possibile strumento di valutazione alla fine di un percorso di riabilitazione degli aspetti formali del linguaggio (in seguito a una forma afasica, per esempio), per capire in maniera appropriata come il paziente risponda a prove che riflettono un uso quotidiano e dinamico del linguaggio.

È importante ricordare che il protocollo MEC è destinato esclusivamente alla valutazione degli aspetti verbali della comunicazione in seguito a una lesione cerebrale. Non si propone di valutare deficit cognitivi che possono parimenti caratterizzare il quadro clinico, come ad esempio la sindrome da negligenza spaziale, l'aprassia o un deficit di attenzione o memoria, o specificare l'eziologia di un disturbo più generale sottostante le difficoltà verbali.

Rimane la questione dei possibili legami tra certe manifestazioni cognitive e i disturbi delle abilità verbali, a tutti i livelli. Si è visto che le sindromi afasiche sono anche il risultato di una serie di disturbi cognitivi non strettamente limitati ai meccanismi linguistici. Ad esempio, un deficit della memoria di lavoro può contribuire alle difficoltà fonologiche. Lo stesso principio vale per i disturbi verbali in seguito a lesione emisferica destra. Anche se rimane molto da fare, gli studi attuali suggeriscono ad esempio uno stretto legame tra funzioni esecutive e pianificazione del discorso, oppure tra teoria della mente e abilità pragmatico-inferenziali. È possibile inoltre che alcuni disturbi della comunicazione nei cerebrolesi destri derivino da un limite nelle risorse cognitive che colpisce tutti i compiti complessi. Quali che siano le cause dei disturbi della comunicazione verbale (e la ricerca è tuttora in corso), è importante descriverli al meglio in ciascun individuo per guidarne la gestione clinica. L'impossibilità di comprendere l'origine dei disturbi comunicativi in seguito a lesione cerebrale destra non dovrebbe impedire la loro sistematica descrizione clinica, che è lo scopo del protocollo MEC.

Nelle pagine a seguire, il lettore troverà una breve descrizione del contesto teorico che ha portato alla creazione del protocollo MEC. La sezione successiva presenta i risultati della standardizzazione.

1.1   Contesto teorico

Di seguito presentiamo, innanzitutto, l'evoluzione storica della distinzione funzionale attribuita a ciascuno degli emisferi cerebrali rispetto alle funzioni verbali. Passiamo poi in rassegna i disturbi della comunicazione che possono derivare dal verificarsi di un danno cerebrale all'emisfero destro. Infine, ricordiamo la comparsa di altri disturbi cognitivi a seguito di una lesione all'emisfero destro, fra cui l'anosognosia.

1.1.1   Sfondo storico

Dopo aver esitato tra Aristotele e Ippocrate, tra il cuore e il cervello come sede delle facoltà mentali per l'uomo, durante il Rinascimento l'indagine scientifica si è concentrata sullo studio del cervello. Per molti secoli, tuttavia, non è stata fatta alcuna differenza circa la specificità del contributo di ciascun emisfero. La natura asimmetrica dell'organizzazione funzionale del cervello è stata evidenziata nella prima metà del XIX secolo, prima da Marc Dax (1836) e in seguito da Paul Broca (1865). Per quasi un secolo, l'emisfero sinistro è stato riconosciuto come l'unico responsabile delle abilità verbali. Per quanto riguarda l'emisfero destro, a parte alcune funzioni specifiche (attribuite ad esempio da Hughlings Jackson, 1879), cominciò un secolo di oscurantismo scientifico, conseguente al fatto che la teoria della dominanza cerebrale implicava il rifiuto di attribuirgli qualsiasi ruolo nel mantenimento del comportamento verbale.

Nel corso degli anni '60 del secolo scorso due distinte serie di osservazioni, una clinica e una sperimentale, hanno riconosciuto un ruolo all'emisfero destro nelle abilità verbali. Le prime osservazioni sono emerse dai brillanti commenti di medici che lavoravano con pazienti con lesioni cerebrali (Critchley, 1962; Eisenson, 1959, 1962; Weinstein, 1964). Benché ipotizzassero la presenza di un'alterazione del linguaggio nei cerebrolesi destri, questi pionieri della ricerca non erano in grado di darne una descrizione precisa e dettagliata, perché farlo avrebbe significato uscire dai limiti concettuali del perio-do. Eisenson (1962) parla infatti di deficit degli aspetti "sovraordinati" del lin-guaggio, mentre Critchley (1962) rileva la perdita di competenze fini, senza però qualificarle ulteriormente. I rilievi clinici di Eisenson e di Critchley si riferivano probabilmente a competenze semantico-lessicali fini, prosodiche, discorsive e/o pragmatico-inferenziali. È da notare, comunque, l'acuta sensi-bilità clinica in assenza di basi concettuali ben definite.

La seconda serie di osservazioni che coinvolgono l'emisfero destro nel pro-cessamento delle abilità verbali avrà luogo circa dieci anni dopo. Tra la fine degli anni '60 e l'inizio degli anni '70 comincia lo studio sistematico delle abi-lità verbali di entrambi gli emisferi, in particolare in individui che sono stati sottoposti a resezione del corpo calloso (commissurotomia, per una rassegna si veda Code et al., 2002). Queste osservazioni, insieme a rilievi successivi con approcci diversi, hanno confermato il ruolo cruciale dell'emisfero cerebrale sinistro per le abilità linguistiche formali. Allo stesso tempo, però, hanno per-messo di individuare un ruolo preciso per l'emisfero destro nell'elaborazione del significato delle parole e di altri aspetti dell'espressione verbale. In segui-to alla disponibilità di nuovi modelli concettuali, la ricerca clinica ha ricono-sciuto che una lesione all'emisfero destro può influenzare varie componenti della comunicazione verbale.

1.1.2 Panoramica dei disturbi della comunicazione in seguito a lesione all'emisfero destro

Un danno all'emisfero destro può causare disturbi della comunicazione verba-le colpendo, in particolare, le componenti prosodiche, semantico-lessicali, di-scorsive e pragmatico-inferenziali. Ovviamente, non tutte le lesioni destre comportano tali disturbi e, come già accennato, l'incidenza di disturbi a una o più di queste componenti varia tra il 60 e il 70% dei pazienti (Côté et al., 2007; stime precedenti riportano 50%, si veda Benton e Bryan, 1996). Per una descrizione completa e dettagliata dei disturbi della comunicazione nelle cere-brolesioni destre il lettore dovrebbe consultare la letteratura sull'argomento (Joanette et al., 1990; Tompkins, 1995; Myers, 1999; Champagne-Lavau e Joanette, 2009). Questa sezione si propone di fornire una panoramica sintetica delle attuali conoscenze in materia e di specificare quali prove del protocollo MEC possano essere utili per valutare ciascuna componente.

Abilità prosodiche
Con il termine prosodia ci si riferisce ai parametri di modulazione vocale soprasegmentale – tono, intensità e durata – la cui variazione permette di tra-smettere intenzioni comunicative di tipo linguistico o emotivo. La prosodia linguistica riguarda l'uso dell'accento lessicale, l'enfasi (ad esempio "Marco prende il caffè" vs. "Marco prende il CAFFÈ") e l'espressione dell'atto lingui-stico di base veicolato dall'enunciato (ad esempio, affermazione, domanda,

ordine). La prosodia emotiva comprende le variazioni d'intonazione che consentono la trasmissione delle emozioni (ad esempio gioia, rabbia, tristezza). Molti studi hanno dimostrato la presenza di disturbi delle abilità prosodiche in seguito a lesione emisferica destra, sia a livello ricettivo che espressivo (Pell, 1999; Walker e Daigle, 2000; Pell, 2007; Peters et al., 2011; Garrido-Vasquez et al., 2012). Tali disturbi interessano in particolar modo la prosodia emotiva, ma sono stati rilevati anche per contorni prosodici di tipo linguistico.

Dal punto di vista espressivo, in ambito clinico è frequentemente osservabile un appiattimento della curva prosodica (eloquio monotonico) in seguito a lesioni cerebrali destre. Benché i pattern intonazionali emotivi siano preservati, le variazioni tonali sono notevolmente ridotte. A causa di questa difficoltà nel modulare la curva prosodica, si possono avere anomalie nella trasmissione di atti linguistici di base (Pell, 1999). Anche le pause tra le parole possono essere anormali.

Dal punto di vista ricettivo, l'identificazione dell'emozione può essere disturbata se la frase-stimolo ha un contenuto linguisticamente neutro (Tompkins e Mateer, 1985; Walker e Daigle, 2000). Inoltre, benché generalmente sia attribuito un ruolo dominante all'emisfero sinistro nella percezione della prosodia linguistica, è stato dimostrato che i cerebrolesi destri ottengono risultati inferiori a quelli dei soggetti di controllo quando richiesti di distinguere fra contorni intonativi che esprimono diversi atti linguistici (Walker e Daigle, 2000). In sintesi, una persona con lesione cerebrale destra può avere difficoltà con la prosodia linguistica e emotiva, sia sul piano ricettivo che espressivo.

• Prove del protocollo MEC:
   - Prosodia linguistica – comprensione
   - Prosodia linguistica – ripetizione
   - Prosodia emotiva – comprensione
   - Prosodia emotiva – ripetizione
   - Prosodia emotiva – produzione

Abilità semantico-lessicali
La dimensione semantico-lessicale del linguaggio ha a che fare con la capacità di comprendere ed esprimere le parole di una lingua. I cerebrolesi destri, di norma, non presentano difficoltà marcate nel recupero di parole in una conversazione e, in generale, la performance nelle prove a semantica convergente come la denominazione su immagine è buona, anche se alcuni autori hanno osservato lievi deficit in alcuni pazienti (si veda ad esempio Diggs e Basili, 1987). Tuttavia, i disturbi semantico-lessicali sono più evidenti se la prova richiede un'elaborazione semantica divergente. Ad esempio, in un test di recupero lessicale in cui si richiede di nominare il maggior numero di parole secondo un certo criterio, i cerebrolesi destri tendono a dire meno parole rispetto ai soggetti di controllo e ad attivare in misura maggiore collegamenti semantici periferici recuperando parole poco interconnesse e mediamente lontane dal prototipo della classe di appartenenza (LeBlanc e Joanette, 1996). Nonostante i

risultati parzialmente contraddittori, i cerebrolesi destri sembrano presentare difficoltà quando il recupero lessicale avvenga in conformità a un criterio semantico (Joanette e Goulet, 1986), ortografico (Sabourin et al., 1988) o anche in assenza di criterio (evocazione libera; Beausoleil, 2003).

La capacità di stabilire legami semantici tra le parole può essere compromessa in seguito a cerebrolesione destra (Chiarello e Church, 1986). Tali difficoltà sono particolarmente evidenti quando i pazienti accedono a specifiche categorie semantiche (ad esempio verdura, utensili) per spiegare la relazione tra le parole (Myers e Brookshire, 1995). Nel complesso, i deficit semantico-lessicali sono osservabili in particolare quando è richiesta l'elaborazione di parole isolate a basso valore di concretezza e poco frequenti in una determinata lingua (Joanette et al., 1990).

Infine, specifiche difficoltà sono a volte presenti durante l'elaborazione di parole con un significato metaforico (Gagnon et al., 2003). I cerebrolesi destri sono meno capaci rispetto ai soggetti di controllo di determinare, sulla base di una scelta di immagini, l'interpretazione che spieghi correttamente il significato metaforico, favorendo invece più frequentemente la scelta di un'interpretazione letterale (Winner e Gardner, 1977; Myers e Linebaugh, 1981). In sintesi, i cerebrolesi destri possono presentare difficoltà semantico-lessicali, che compromettono la capacità di evocare parole, compiere collegamenti semantici o recuperare il significato metaforico inteso.

- Prove del protocollo MEC:
    - Fluenza lessicale libera
    - Fluenza lessicale con criterio ortografico
    - Fluenza lessicale con criterio semantico
    - Giudizio semantico
    - Comprensione di metafore

Abilità discorsive

Le competenze discorsive consentono la trasmissione d'informazioni complesse da un parlante all'altro in forma conversazionale, procedurale o narrativa. Questo scambio d'informazioni coinvolge sia il versante espressivo che ricettivo, in quanto ciascun interattante ha alternativamente il compito di trasmettere o ricevere il messaggio. La dimensione discorsiva del linguaggio è stata studiata principalmente attraverso la narrazione ed è particolarmente colpita in seguito a una lesione cerebrale destra. Sul piano espressivo, il discorso narrativo dei cerebrolesi destri è spesso povero d'informazioni, anche se il numero di enunciati prodotti è simile a quello dei soggetti di controllo (Joanette e Goulet, 1990; Lojek-Osiejuk, 1996). La mancanza di coerenza testuale e la forte tendenza al discorso tangenziale fanno parte del profilo discorsivo tipico dei pazienti con cerebrolesioni destre (Davis et al., 1997).

A livello ricettivo, numerosi studi riportano una difficoltà specifica dei cerebrolesi destri nell'integrare tutti gli elementi di una storia in un insieme coerente, al fine di trarre le conseguenze necessarie per una corretta comprensione. Questa difficoltà d'integrazione può essere particolarmente evidente in condizioni non ideali di ascolto (Titone et al., 2001). In generale, è difficile per molti cerebrolesi destri identificare l'idea centrale di un discorso, dare un titolo appropriato a una storia o selezionare una frase che ne riassuma l'argomento principale (Benowitz et al., 1990; Rehak et al., 1992). Possono essere presenti anche deficit a livello di macrostruttura discorsiva, sia in termini espressivi che ricettivi, insieme a difficoltà nelle abilità inferenziali e di sintesi, nonché in alcuni aspetti delle funzioni esecutive.

- Prove del protocollo MEC:
  - Discorso conversazionale
  - Discorso narrativo (recupero della storia e domande di comprensione)

Abilità pragmatiche
Con il termine "pragmatica" ci si riferisce alle competenze linguistico-inferenziali che permettono a un individuo di comprendere e/o esprimere determinate intenzioni comunicative in riferimento a un contesto (Gibbs, 1999). Le abilità pragmatiche riguardano nello specifico la comunicazione non letterale, che consente l'accesso alle effettive intenzioni comunicative del parlante. È noto che i cerebrolesi destri faticano a tenere conto del punto di vista dell'interlocutore durante una conversazione. Fra le altre cose, possono trovare difficile rispettare i turni conversazionali, mantenere un contatto oculare costante e rispettare l'argomento della conversazione. Sono state documentate difficoltà specifiche nell'adattare il contenuto linguistico del messaggio al contesto quando sia necessario considerare la conoscenza condivisa tra i partecipanti allo scambio verbale (Chantraine et al., 1998). In sintesi, i cerebrolesi destri spesso non riescono ad adattare il loro messaggio, sia nella forma che nel contenuto, all'interlocutore e al contesto comunicativo.

Sul piano ricettivo, i cerebrolesi destri possono non essere in grado di processare atti linguistici in cui l'intenzione comunicativa non sia espressa in maniera esplicita. Possono fallire nell'elaborazione di enunciati che, per essere compresi, richiedono di andare oltre le parole effettivamente pronunciate e di utilizzare la conoscenza personale e il contesto per recuperare il significato inteso. Enunciati simili sono detti indiretti.

Le difficoltà sarebbero più pronunciate quando gli enunciati indiretti sono di tipo non convenzionale (Stemmer et al., 1994). In effetti, i cerebrolesi destri possono accedere senza difficoltà ad atti linguistici indiretti convenzionali come, ad esempio, la richiesta di azione veicolata dall'enunciato "Puoi passarmi il burro?" che, in superficie, si presenta come una semplice richiesta d'informazioni sulle capacità dell'interlocutore. Ma potrebbero non essere in grado di comprendere atti linguistici indiretti generati in riferimento a uno specifico contesto conversazionale. Infine, le abilità pragmatiche sono in gioco quando si tratta di elaborare metafore e altre forme di linguaggio non letterale che per essere comprese devono essere situate in un contesto specifico. Queste componenti sono colpite in molti cerebrolesi destri.

- Prove del protocollo MEC:
  - Discorso conversazionale
  - Comprensione di atti linguistici diretti e indiretti
  - Comprensione di espressioni idiomatiche

1.1.3   Deficit cognitivi non verbali

È possibile che una lesione cerebrale destra colpisca abilità cognitive non verbali ma che hanno comunque un impatto più o meno diretto sulla comunicazione. Fra i deficit cognitivi più frequentemente riscontrati ci sono i disturbi dell'attenzione selettiva e sostenuta, l'eminegligenza spaziale e personale, i disturbi visuopercettivi e una certa difficoltà nella gestione delle pulsioni emotive. L'anosognosia è frequente in seguito a danni all'emisfero destro. Poiché è raramente valutata in modo sistematico in ambito clinico, il protocollo MEC offre la possibilità di stimarne gli effetti.

Anosognosia
L'anosognosia è definita come la mancanza di piena consapevolezza delle proprie difficoltà e disabilità o dell'estensione del loro impatto funzionale (Berti et al., 1996). L'anosognosia si manifesta a volte con una negazione esplicita di deficit, fisici o cognitivi, o attraverso l'assenza d'interesse per le conseguenze funzionali di tali deficit.

- Prove del protocollo MEC:
  - Questionario sulle difficoltà comunicative

1.2   Standardizzazione del protocollo MEC

Il protocollo MEC è stato somministrato a partecipanti privi di qualsiasi danno cerebrale, al fine di ottenere un profilo normativo e valutare l'effetto dell'età e del livello d'istruzione nelle diverse prove che lo compongono. Il lavoro di standardizzazione è necessario anche perché i disturbi in seguito a cerebrolesione destra possono essere difficili da identificare e, in alcuni casi, interagire con gli effetti dell'età e del livello d'istruzione. I dati raccolti hanno permesso di ottenere norme di riferimento che possono essere utilizzate per guidare l'interpretazione dei risultati di un paziente e distinguere quali ricadano nello spettro della normalità e quali invece siano indicativi di patologia.

1.2.1   Partecipanti

Sono stati raccolti i dati di 193 partecipanti (Tabella 1.1), di madrelingua italiana. In nessun caso erano presenti lesioni cerebrali, disturbi psichiatrici o dipendenze da alcool o droghe nella storia clinica dei partecipanti. Lettura e scrittura erano preservate. La vista era normale o corretta. La sensibilità uditiva è stata riportata da ciascun partecipante come normale.

Il campione è stato suddiviso in tre classi d'età: 20–35 anni, 36–55 anni e 56–85 anni. Sono stati scelti due livelli d'istruzione: bassa, fino a 11 anni (corretto a 9 per i partecipanti dai 56 agli 85 anni) e alta, più di 11 anni (o più di 9). Si noti che, rispetto alla standardizzazione in francese, si è deciso di abbassare la prima fascia d'età da 30–45 a 20–35 anni per facilitare l'utilizzo del MEC con giovani pazienti traumatizzati cranici. L'obiettivo iniziale era di raccogliere 30 partecipanti (15 maschi, 15 femmine) per sottogruppo. Alcune difficoltà tecniche, legate soprattutto al reperimento di partecipanti per il sottogruppo più giovane con bassa scolarità, non hanno permesso un campionamento completamente bilanciato.

Per quanto riguarda la distribuzione geografica, vi è una prevalenza di partecipanti residenti in regioni dell'Italia del Nord (112, 59 femmine e 53 maschi), rispetto al Centro (41, 24 femmine e 17 maschi) e Sud (40, 22 femmine e 18 maschi).

1.2.2   Metodologia

Tutti i partecipanti sono stati valutati con il protocollo MEC nella sua interezza, ad eccezione del questionario sulle difficoltà comunicative, nel corso di una singola sessione di durata variabile da un'ora a un'ora e mezza. I compiti sono stati presentati nello stesso ordine a tutti i partecipanti. Le risposte sono state registrate su supporto audio e la valutazione delle risposte è stata portata a termine in due fasi: l'esaminatore ha prima codificato le risposte per ciascuna prova durante la somministrazione e, in una seconda fase, ha ascoltato le registrazioni audio verificando la correttezza della codifica online.

Tabella 1.1 Caratteristiche del campione normativo

Classi d'età	20–35		36–55		56–85		Totale	
	Bassa scolarità	Alta scolarità	Bassa scolarità	Alta scolarità	Bassa scolarità	Alta scolarità	Bassa scolarità	Alta scolarità
Numero	13	39	30	38	35	37	78	114
Genere F/M	5/8	20/19	17/13	23/15	19/16	21/16	41/37	64/50
Età								
Media	27,38	28,33	46,80	44,79	68,83	67,14	53,45	46,41
DS	5,25	5,01	5,51	5,86	8,41	8,09	16,92	17,17
Scolarità								
Media	9,69	15,51	8,93	15,61	6,51	14,16	7,97	15,11
DS	1,31	2,29	1,20	3,11	1,48	2,56	1,89	2,73

DS, deviazioni standard.

1.2.3 Analisi statistiche

È stata condotta una serie di analisi della varianza (ANOVA) per verificare l'effetto della classe d'età e del livello di istruzione sui risultati nelle diverse prove del MEC. I risultati sono presentati in una tabella riepilogativa (Tabella 1.2) per quanto riguarda il totale di ciascuna delle prove principali. In generale, per ciascuna prova riportiamo un unico punteggio complessivo, ad eccezione della prova di discorso narrativo che include tre sottoprove. Sono stati osservati effetti significativi del fattore classe d'età e/o livello d'istruzione per tutte le prove. L'interazione tra gli effetti di età e istruzione è significativa per le seguenti prove: fluenza lessicale con vincolo semantico (marginalmente), giudizio semantico, comprensione di prosodia linguistica ed emotiva. Nel caso della fluenza lessicale con vincolo semantico, i partecipanti più giovani con alta scolarità ottengono prestazioni significativamente differenti (e, a un'ispezione delle medie, superiori) rispetto ai partecipanti inclusi nella terza fascia d'età di pari scolarità. Infine, per quanto riguarda i compiti di giudizio semantico, comprensione di prosodia linguistica ed emotiva i confronti per età sono significativi solo per i partecipanti con bassa scolarità, mentre non vi è differenza per i partecipanti con alta scolarità.

1.2.4 Norme e punto di richiesta d'attenzione

I risultati di sei sottogruppi per quanto riguarda la media, la deviazione standard e il 10° percentile si trovano nel protocollo di codifica del MEC alla fine di ciascuna delle tredici prove per le quali sono stati raccolti i dati normativi. L'Allegato 1 comprende una tabella che riassume questi risultati. Inoltre, l'Allegato 2 include i risultati dei partecipanti a tutte le sottoprove. In questo modo, se lo ritiene opportuno l'esaminatore può consultare queste tabelle per svolgere un'analisi più dettagliata dei risultati.

Per ogni prova e per ciascuno dei sottogruppi di partecipanti, è stato stabilito un punto di richiesta di attenzione. La nozione di punto di richiesta di attenzione si riferisce a un risultato che dovrebbe suggerire all'esaminatore la presenza di deficit comunicativi in seguito a lesioni cerebrali. Questo punto è stato stabilito quasi sistematicamente al 10° percentile. Tuttavia, in alcuni casi gli autori hanno ritenuto di modificare leggermente tale assunto quando la distribuzione dei dati raccolti durante la standardizzazione mostrasse chiaramente che il punteggio corrispondente al 10° percentile sarebbe stato troppo basso per risultare sensibile alle difficoltà di comunicazione nei cerebrolesi. Il punto di richiesta di attenzione deve essere utilizzato con discernimento dall'esaminatore in relazione alle presunte capacità premorbose dell'individuo valutato.

Tabella 1.2 Effetto dei fattori "classe d'età" e "livello d'istruzione" sui risultati alle prove del protocollo MEC

Prove del MEC	Età	20-35 vs. 36-55	20-35 vs. 56-85	36-55 vs. 56-85	Scolarità	Interazione
Discorso conversazionale (/34)	n.s.	n.s.	n.s.	n.s.	***	n.s.
Comprensione di metafore ed espressioni idiomatiche (/40)	***	n.s.	***	***	***	n.s.
Fluenza lessicale libera	*	n.s.	**	n.s.	**	n.s.
Fluenza lessicale con vincolo ortografico	***	*	***	***	***	n.s.
Fluenza lessicale con vincolo semantico	***	n.s.	***	***	***	*
Giudizio semantico (/24)	***	n.s.	**	***	n.s.	***
Comprensione di atti linguistici indiretti (/40)	***	n.s.	***	***	n.s.	n.s.
Prosodia linguistica – comprensione (/12)	***	n.s.	***	***	**	**
Prosodia linguistica – ripetizione (/12)	**	n.s.	**	*	*	n.s.
Prosodia emotiva – comprensione (/12)	***	n.s.	***	***	*	**
Prosodia emotiva – ripetizione (/12)	***	n.s.	***	***	n.s.	n.s.
Prosodia emotiva – produzione (/18)	***	n.s.	***	***	*	n.s.
Discorso narrativo: recupero della storia divisa in parti (/30)	***	n.s.	**	***	***	n.s.
Discorso narrativo: recupero della storia completa (/13)	***	n.s.	***	***	***	n.s.
Discorso narrativo: questionario (/12)	**	n.s.	*	**	**	n.s.

n.s., non significativo; *, $p < 0.05$; **, $p < 0.01$; ***, $p < 0.001$

Bibliografia

Angeleri R, Bosco FM, Gabbatore I et al (2012) Assessment battery for communication (ABaCo): normative data. Behav Res 44:845–861

Beausoleil N, Fortin R, Le Blanc B, Joanette Y (2003) Unconstrained oral naming performance in right- and left-hemisphere-damaged individuals: when education overrides the lesion. Aphasiology 17:143–158

Benowitz LI, Moya KL, Levine DM (1990) Impaired verbal reasoning and constructional apraxia in subjects with right hemisphere damage. Neuropsychologia 28:231–241

Benton E, Bryan K (1996) Right cerebral hemisphere damage: incidence of language problems. Int J Rehab Res 19(1):47–54

Berti A, Ladavas E, Della Corte M (1996) Anosognosia for hemiplegia, neglect dyslexia and drawing neglect: clinical findings and theoretical consideration. J Int Neuropsychol Soc 2:426–440

Broca P (1865) Sur la faculté du langage articulé. Bulletin de la Société d'Anthropologie 6:337–393

Bryan KL (1989) The right hemisphere language battery. Far Communications, Kibworth

Champagne-Lavau M, Joanette Y (2009) Pragmatics, theory of mind and executive functions after a right-hemisphere lesion: different patterns of deficits. J Neurolinguist 22:413–426

Chantraine Y, Joanette Y, Ska B (1998) Conversational abilities in patients with right hemisphere damage. J Neurolinguist 2(1–2):21–32

Chiarello C, Church KL (1986) Lexical judgment after right- or left- hemisphere injury. Neuropsychologia 24:623–640

Code C, Wallesch CW, Joanette Y, Lecours AR (2002) Classic cases in neuropsychology, vol. 2. Psychology Press, Hove

Côté H, Payer M, Giroux F, Joanette Y (2007) Towards a description of clinical communication impairment profiles following right-hemisphere damage. Aphasiology 21:739–749

Critchley M (1962) Speech and speech-loss in relation to duality of the brain. In: Mountcastle VB (ed) Interhemispheric relations and cerebral dominance. Johns Hopkins Press, Baltimore, pp 208–213

Davis GA, O'Neil-Pirozzi TM, Coon M (1997) Referential cohesion and logical coherence of narration after right hemisphere stroke. Brain Lang 56(2):183–210

Dax M (1836; 1865) Lésions de la moitié gauche de l'encéphale coïncidant avec l'oubli des signes de la pensée (Lu au Congrès méridional tenu à Montpellier en 1836). Gazette Hebdomadaire de Médecine et de Chirurgie 2:259–262

Diggs CC, Basili AG (1987) Verbal expression of right cerebro-vascular accident patients: convergent and divergent language. Brain Lang 30:130–146

Eck K, Côté H, Ska B, Joanette Y (2001) Analyse critique des protocoles d'évaluation des troubles de la communication des cérébrolésés droits. Communication affichée, 7° Congresso della Società Latino-Americana di Neuropsicologia (SLAN), Sao Paulo, Brasil

Eisenson J (1959) Language dysfunctions associated with right brain damage. American Speech and Hearing Association 1:107

Eisenson J (1962) Language and intellectual modifications associated with right cerebral damage. Lang Speech 5:49–53

Gagnon L, Goulet P, Giroux F, Joanette Y (2003) Processing of metaphoric and non-metaphoric alternative meanings of words after right- and left-hemispheric lesion. Brain Lang 87:217–226

Garrido-Vásquez P, Pell MD, Paulmann S et al (2012) An ERP study of vocal emotion processing in asymmetric Parkinson's disease. Soc Cogn Affect Neur. doi:10.1093/scan/nss094

Gibbs RW, Jr (1999) Interpreting what speakers say and implicate. Brain Lang 68:466–485

Halper AS, Cerney LR, Burns MS, Mogil SI (1996) Rehabilitation Institute of Chicago Evaluation of Communication Problems in Right Hemisphere Dysfunction-Revised. Aspen, Rockville

Huber W, Poeck K, Weniger D, Willmes K (1996) Aachener Aphasie Test (adattamento italiano a cura di Luzzatti C, Willmes K, De Bleser R). Giunti – Organizzazioni Speciali, Firenze

Jackson JH (1879) On affections of speech from disease of the brain. Brain 2:203–222

Joanette Y, Ansaldo AI (2001) Aphasie et troubles de la communication verbale de nature non aphasique chez les cérébrolésés droits: le paradoxe. Aphasies et Domains Associés 15:7–28

Joanette Y, Goulet P (1986) Criterion-specific reduction of verbal fluency in right-brain-damaged right-handers. Neuropsychologia 24:875–879

Joanette Y, Goulet P (1990) Narrative discourse in right-brain damaged right-handers. In: Joanette Y, Brownell HH (eds) Discourse ability and brain damage: theoretical and empirical perspectives. Springer-Verlag, New York

Joanette Y, Goulet P, Hannequin D (1990) Right hemisphere and verbal communication. Springer-Verlag, New York

LeBlanc B, Joanette Y (1996) Unconstrained oral naming in left- and right-hemisphere-damaged patients: an analysis of naturalistic semantic strategies. Brain Lang 55:42–45

Lojek-Osiejuk E (1996) Knowledge of scripts reflected in discourse of aphasics and right-brain-damaged patients. Brain Lang 53:58–80

Myers PS (1999) Right hemisphere damage: disorders of communication and cognition. Singular Publishing Group, San Diego

Myers PS, Brookshire RH (1995) Effect of noun type on naming performance of right-hemisphere-damaged and non-brain-damaged adults. Clin Aphasiol 23:195–206

Myers PS, Linebaugh CW (1981) Comprehension of idiomatic expressions by right-hemisphere-damaged adults. In: Brookshire RH (ed) Clinical aphasiology: conference proceedings. BRK Publishers, Minneapolis, pp 254–261

Pell MD (1999) Fundamental frequency encoding of linguistic and emotional prosody by right-hemisphere-damaged speakers. Brain Lang 69:161–192

Pell MD (2007) Reduced sensitivity to prosodic attitudes in adults with focal right hemisphere brain damage. Brain Lang 101:64–79

Peters AS, Rémi J, Vollmar C et al (2011) Dysprosody during epileptic seizures lateralizes to the non-dominant hemisphere. Neurology 77:1482–1486

Pimental PA, Kingsbury NA (1989) Mini inventory of brain injury. Pro-Ed, Austin

Rehak A, Kaplan JA, Weylman ST et al (1992) Story processing in right-hemisphere brain-damaged patients. Brain Lang 42:320–336

Rinaldi MC, Marangolo P, Lauriola M (2006) BLED SantaLucia. Batteria sul linguaggio dell'Emisfero Destro SantaLucia. Giunti – Organizzazioni Speciali, Firenze

Ross DG (1996) Ross information processing assessment, 2nd edn. Pro-Ed, Austin

Sabourin L, Goulet P, Joanette Y (1988) Word-naming in right-brain-damaged right-handers: effect of level of productivity of criteria. Poster presentato al 26° meeting annuale dell'Academy of Aphasia, Montréal

Stemmer B, Giroux F, Joanette Y (1994) Production and evaluation of requests by right hemisphere brain-damaged individuals. Brain Lang 47:1–31

Tavano A, Sponda S, Fabbro F et al (2008) Specific linguistic and pragmatic deficits in Italian patients with schizophrenia. Schizophr Res 102:53–62

Titone D, Wingfield A, Waters G, Prentice K (2001) Memory and encoding of spoken discourse following right hemisphere damage: evidence from the Auditory Moving Window (AMW) technique. Brain Lang 77:10–24

Tompkins CA (1995) Right hemisphere communication disorders: theory and management. Singular Publishing Group, San Diego

Tompkins CA, Mateer CA (1985) Right hemisphere appreciation of prosodic and linguistic indications of implicit attitude. Brain Lang 24:185–203

Walker JP, Daigle T (2000) Hemispheric specialization in processing prosodic structures: revisited. Brain Lang 36:580–591

Weinstein EA (1964) Affection of speech with lesions of the non-dominant hemisphere. Research publications of the Association for research in nervous and mental disease 42:220–228

Winner E, Gardner H (1977) The comprehension of metaphor in brain-damaged patients. Brain 100:719–727

Zanini S, Bryan K (2003) BaLED – La Batteria del Linguaggio dell'Emisfero Destro. Edizioni EMS Sistemi Elettromedicali, Bologna

Appendice 1

Tabella sinottica dei valori normativi alle 13 prove del protocollo MEC

Prove	Media e DS	20–35 Bassa scolarità	Alta scolarità	36–55 Bassa scolarità	Alta scolarità	56–85 Bassa scolarità	Alta scolarità
Discorso conversazionale	Media	32,92	33,51	32,30	33,74	33,00	33,46
	DS	1,55	1,02	1,06	0,59	1,83	1,02
	10° percentile	29,80	32,00	31,10	33,00	30,60	31,00
	Punto RA	30	32	32	33	31	32
Comprensione di metafore e espressioni idiomatiche (/40)	Media	30,23	34,92	33,90	36,41	27,42	32,43
	DS	6,85	4,70	4,93	3,05	6,13	5,51
	10° percentile	19,80	28,00	28,00	30,80	20,60	23,60
	Punto RA	20	28	27	30	20	23
Fluenza lessicale libera	Media	51,77	61,21	53,20	54,97	42,91	53,68
	DS	15,76	19,62	14,67	18,48	9,51	16,72
	10° percentile	29,00	39,00	35,10	34,00	31,00	34,20
	Punto RA	29	39	35	34	30	34
Prosodia linguistica comprensione (/12)	Media	11,77	11,97	11,73	11,95	10,37	11,59
	DS	0,44	0,16	0,52	0,32	2,06	0,98
	10° percentile	11,00	12,00	11,00	12,00	8,00	10,00
	Punto RA	11	11	10	11	8	10
Prosodia linguistica ripetizione (/12)	Media	12,00	12,00	11,70	11,95	11,03	11,84
	DS	0,00	0,00	0,70	0,22	2,11	0,50
	10° percentile	12,00	12,00	11,00	12,00	10,00	11,00
	Punto RA	11	11	11	11	12	11

(Cont. →)

Prove	Media e DS	20-35 Bassa scolarità	20-35 Alta scolarità	36-55 Bassa scolarità	36-55 Alta scolarità	56-85 Bassa scolarità	56-85 Alta scolarità
Discorso narrativo: recupero della storia divisa in parti (/30)	Media	15,23	18,38	18,30	19,97	13,29	16,78
	DS	4,62	4,62	3,70	3,76	5,22	4,04
	10° percentile	5,80	13,00	12,30	14,00	5,60	10,00
	Punto RA	6	12	12	14	6	10
Discorso narrativo: recupero della storia completa (/13)	Media	10,62	11,41	10,90	11,85	8,83	10,68
	DS	2,06	1,25	1,40	1,04	2,82	1,90
	10° percentile	6,60	10,00	9,00	11,00	4,20	9,00
	Punto RA	7	9	9	10	4	8
Discorso narrativo: questionario (/12)	Media	10,46	11,61	11,10	11,59	10,28	10,76
	DS	1,85	0,75	1,32	0,88	2,34	1,50
	10° percentile	6,80	10,00	9,00	11,00	7,00	8,80
	Punto RA	7	10	9	10	7	9
Fluenza lessicale con vincolo ortografico	Media	24,23	32,36	23,80	29,74	17,37	24,38
	DS	4,36	9,48	5,71	8,21	4,99	6,52
	10° percentile	17,80	21,00	17,00	18,00	10,00	16,00
	Punto RA	18	19	16	18	10	16
Prosodia emotiva – comprensione (/12)	Media	11,92	11,59	11,37	11,69	9,46	11,00
	DS	0,28	0,85	0,96	0,65	2,59	1,13
	10° percentile	11,40	10,00	10,10	10,00	5,00	10,00
	Punto RA	11	10	10	10	6	10
Prosodia emotiva – ripetizione (/12)	Media	10,46	11,20	11,10	11,13	8,77	9,62
	DS	1,80	1,13	1,18	1,56	3,21	1,90
	10° percentile	7,40	9,00	9,10	8,00	4,60	7,00
	Punto RA	7	9	9	8	4	7
Comprensione di atti linguistici indiretti (/40)	Media	34,85	36,49	36,07	36,26	31,28	31,97
	DS	4,30	3,65	3,72	4,04	6,23	6,12
	10° percentile	28,80	30,00	29,10	29,00	21,80	23,00
	Punto RA	29	30	30	29	22	23

Fluenza lessicale con vincolo semantico	Media	26,23	34,51	30,80	32,20	21,69	27,76
	DS	8,05	7,06	6,25	6,99	5,77	5,95
	10° percentile	17,00	24,00	23,10	24,00	16,60	21,00
	Punto RA	15	24	23	24	16	21
Prosodia emotiva – produzione (/18)	Media	13,69	14,95	14,23	15,27	12,66	13,22
	DS	2,53	1,76	2,10	1,27	3,58	2,56
	10° percentile	9,20	12,00	12,00	13,00	7,60	9,00
	Punto RA	9	12	12	13	7	9
Giudizio semantico (/24)	Media	24,00	23,87	23,97	23,97	23,46	23,89
	DS	0,00	0,41	0,18	0,16	0,70	0,31
	10° percentile	24,00	23,00	24,00	24,00	22,00	23,00
	Punto RA	23	23	23	23	22	23

DS, deviazione standard; *Punto RA*, punto di richiesta di attenzione

Appendice 2

Comprensione di metafore e espressioni idiomatiche: risultati complementari

Prove	Media e DS	20–35		36–55		56–85	
		Bassa scolarità	Alta scolarità	Bassa scolarità	Alta scolarità	Bassa scolarità	Alta scolarità
Spiegazioni – metafore (/20)	Media	16,85	18,21	17,33	18,58	13,91	16,16
	DS	1,95	1,87	2,34	1,43	2,82	2,97
	10° percentile	14,40	15,00	14,00	16,90	10,00	11,80
	Punto RA	15	15	14	16	10	11
Spiegazioni – espressioni idiomatiche (/20)	Media	13,38	16,72	16,63	18,29	13,40	16,27
	DS	5,31	3,07	3,15	2,13	4,00	3,21
	10° percentile	5,20	12,00	11,20	14,90	9,00	10,80
	Punto RA	5	12	11	15	9	10
Risposte a scelta multipla – metafore (/10)	Media	8,23	8,54	5,77	7,63	7,44	7,49
	DS	2,95	3,17	4,25	3,93	2,55	3,44
	10° percentile	1,60	1,00	0,00	1,00	3,00	1,00
	Punto RA	2	2	1	1	3	1
Risposte a scelta multipla – espressioni idiomatiche (/10)	Media	8,23	8,49	6,60	7,61	8,32	8,00
	DS	3,00	3,18	3,78	4,08	2,68	3,51
	10° percentile	1,80	1,00	2,00	0,00	3,00	1,00
	Punto RA	2	2	2	1	3	1

Fluenza lessicale libera: risultati complementari

Prove	Media e DS	20–35		36–55		56–85	
		Bassa scolarità	Alta scolarità	Bassa scolarità	Alta scolarità	Bassa scolarità	Alta scolarità
N. di parole da 0 a 30 secondi	Media	16,54	15,31	14,28	14,03	11,29	14,89
	DS	4,23	4,90	4,62	4,64	3,88	5,48
	10° percentile	10,20	8,00	9,00	9,00	7,00	7,90
	Punto RA	10	8	9	9	7	8
N. di parole da 30 a 60 secondi	Media	11,00	12,51	10,97	11,31	8,69	10,97
	DS	4,76	5,60	3,82	5,66	2,94	4,66
	10° percentile	4,00	7,00	6,00	4,00	5,60	5,80
	Punto RA	4	7	6	4	5	6
N. di parole da 60 a 90 secondi	Media	8,31	11,74	9,86	10,54	7,00	9,11
	DS	3,40	4,89	3,67	4,10	2,79	3,39
	10° percentile	3,00	5,00	6,00	6,00	4,00	5,00
	Punto RA	3	5	6	6	4	5
N. di parole da 90 a 120 secondi	Media	7,92	11,03	9,45	9,95	7,49	9,53
	DS	3,01	3,57	2,96	3,76	2,96	3,42
	10° percentile	4,00	7,00	5,00	6,00	4,60	6,00
	Punto RA	4	7	5	6	5	6
N. di parole da 120 a 150 secondi	Media	8,00	10,62	9,17	9,46	7,23	8,45
	DS	3,11	4,18	3,26	3,78	3,13	3,70
	10° percentile	3,00	5,00	4,00	5,00	3,60	3,00
	Punto RA	3	5	4	5	4	3

Prosodia linguistica – comprensione: risultati complementari

Prove	Media e DS	20–35		36–55		56–85	
		Bassa scolarità	Alta scolarità	Bassa scolarità	Alta scolarità	Bassa scolarità	Alta scolarità
Domanda (/4)	Media	3,85	3,97	3,83	3,97	3,40	3,87
	DS	0,37	0,16	0,38	0,016	0,88	0,41
	10° percentile	3,00	4,00	3,00	4,00	2,00	3,00
	Punto RA	3	3	3	3	2	3
Affermazione (/4)	Media	4,00	4,00	3,90	3,97	3,26	3,76
	DS	0,00	0,00	0,31	0,16	1,01	0,63
	10° percentile	4,00	4,00	3,00	4,00	2,00	3,00
	Punto RA	3	3	3	3	2	3
Ordine (/4)	Media	3,92	4,08	4,00	4,00	3,71	3,97
	DS	0,28	0,48	0,00	0,00	0,86	0,16
	10° percentile	3,4	4,00	4,00	4,00	2,20	4,00
	Punto RA	3	3	3	3	2	3

Prosodia linguistica – ripetizione: risultati complementari

Prove	Media e DS	20–35		36–55		56–85	
		Bassa scolarità	Alta scolarità	Bassa scolarità	Alta scolarità	Bassa scolarità	Alta scolarità
Domanda (/4)	Media	4,00	4,00	3,96	4,00	3,77	3,94
	DS	0,00	0,00	0,18	0,00	0,77	0,22
	10° percentile	4,00	4,00	4,00	4,00	3,00	4,00
	Punto RA	3	3	3	3	3	3
Affermazione (/4)	Media	4,00	4,00	3,96	3,97	3,54	3,89
	DS	0,00	0,00	0,18	0,16	0,92	0,39
	10° percentile	4,00	4,00	4,00	4,00	2,60	3,90
	Punto RA	3	3	3	3	2	3
Ordine (/4)	Media	4,00	4,00	3,79	3,94	3,71	4,00
	DS	0,00	0,00	0,67	0,22	0,75	0,00
	10° percentile	3,00	4,00	3,00	4,00	3,00	4,00
	Punto RA	3	3	3	3	3	3

Discorso narrativo: risultati complementari

Prove	Media e DS	20–35 Bassa scolarità	Alta scolarità	36–55 Bassa scolarità	Alta scolarità	56–85 Bassa scolarità	Alta scolarità
Recupero della storia divisa in parti: concetti (/17)	Media	11,92	13,38	13,24	14,07	10,34	12,45
	DS	4,00	2,99	2,84	2,22	4,06	3,25
	10° percentile	4,00	9,00	8,00	11,00	4,00	7,90
	Punto RA	4	9	8	10	4	7
Recupero della storia completa: quadro (/3)	Media	2,38	2,38	2,38	2,56	1,97	2,24
	DS	0,77	0,49	0,62	0,50	0,51	0,54
	10° percentile	1,00	2,00	2,00	2,00	1,00	2,00
	Punto RA	1	1	1	1	1	1
Recupero della storia completa: elemento scatenante (/1)	Media	0,84	1,00	0,89	1,00	0,74	0,89
	DS	0,37	0,00	0,30	0,00	0,44	0,31
	10° percentile	0,00	1,00	0,00	1,00	0,00	0,00
	Punto RA	0	0	0	0	0	0
Recupero della storia completa: piano interno (/1)	Media	0,69	0,84	0,69	0,87	0,46	0,76
	DS	0,48	0,36	0,47	0,33	0,50	0,43
	10° percentile	0,00	0,00	0,00	0,00	0,00	0,00
	Punto RA	0	0	0	0	0	0
Recupero della storia completa: tentativo (/3)	Media	1,92	2,33	2,10	2,59	1,60	2,08
	DS	0,95	0,80	0,77	0,59	0,88	0,85
	10° percentile	0,40	1,00	1,00	2,00	0,00	1,00
	Punto RA	1	1	1	1	1	1
Recupero della storia completa: conseguenze (/3)	Media	2,76	2,92	2,90	3,00	2,46	2,86
	DS	0,43	0,35	0,41	0,00	0,95	0,41
	10° percentile	2,00	3,00	3,00	3,00	0,60	2,00
	Punto RA	2	2	2	2	1	1

Recupero della storia completa: reazioni (/2)						
Media	2,00	1,02	1,96	1,87	1,60	1,81
DS	0,00	0,35	0,18	0,41	0,69	0,45
10° percentile	2,00	2,00	2,00	1,00	0,00	1,00
Punto RA	1	1	1	1	1	1
Titolo: prima richiesta						
% punteggio 2	54	82	79	92	77	89
Titolo: seconda richiesta						
% punteggio 2	92	97	100	97	91	97

Fluenza lessicale con vincolo ortografico: risultati complementari

Prove	Media e DS	20-35		36-55		56-85	
		Bassa scolarità	Alta scolarità	Bassa scolarità	Alta scolarità	Bassa scolarità	Alta scolarità
N. di parole da 0 a 30 secondi	Media	10,23	11,71	11,10	7,66	11,17	10,29
	DS	1,92	3,41	2,88	2,51	2,90	2,54
	10° percentile	7,40	7,00	7,00	5,00	7,00	7,00
	Punto RA	7	7	7	5	7	7
N. di parole da 30 a 60 secondi	Media	5,30	7,05	7,24	4,15	6,31	6,02
	DS	1,31	2,82	2,35	2,20	3,26	2,41
	10° percentile	3,00	3,00	4,00	1,00	2,00	2,00
	Punto RA	3	3	3	1	2	2
N. di parole da 60 a 90 secondi	Media	4,31	5,74	6,79	3,15	5,37	4,21
	DS	1,44	2,40	2,61	1,95	2,91	2,52
	10° percentile	2,40	3,00	4,00	1,00	2,00	1,00
	Punto RA	2	2	3	1	2	1
N. di parole da 90 a 120 secondi	Media	4,38	4,59	5,69	3,10	5,00	4,13
	DS	2,90	2,51	2,62	2,02	3,23	2,05
	10° percentile	0,40	2,00	2,00	1,00	1,00	1,00
	Punto RA	1	2	2	1	1	1

Prosodia emotiva – comprensione: risultati complementari

Prove	Media e DS	20–35		36–55		56–85	
		Bassa scolarità	Alta scolarità	Bassa scolarità	Alta scolarità	Bassa scolarità	Alta scolarità
Tristezza (/4)	Media	4,00	4,00	3,96	4,00	3,54	3,97
	DS	0,00	0,00	0,18	0,00	0,91	0,16
	10° percentile	4,00	40,,	4,00	4,00	2,60	4,00
	Punto RA	3	3	3	3	3	3
Felicità (/4)	Media	3,92	3,84	3,93	3,94	2,54	3,52
	DS	0,28	0,48	0,46	0,49	1,52	0,79
	10° percentile	3,40	4,00	3,00	3,00	0,00	2,00
	Punto RA	3	3	3	3	1	3
Rabbia (/4)	Media	4,00	3,74	3,58	3,87	3,37	3,47
	DS	0,00	0,68	0,62	0,41	0,91	0,83
	10° percentile	4,00	4,00	3,00	3,00	2,00	2,00
	Punto RA	3	3	3	3	2	2

Prosodia emotiva – ripetizione: risultati complementari

Prove	Media e DS	20–35		36–55		56–85	
		Bassa scolarità	Alta scolarità	Bassa scolarità	Alta scolarità	Bassa scolarità	Alta scolarità
Tristezza (/4)	Media	3,92	3,97	3,90	3,92	3,46	3,94
	DS	0,28	0,16	0,40	0,26	1,07	0,22
	10° percentile	3,40	4,00	4,00	4,00	1,60	4,00
	Punto RA	3	3	3	3	1	3
Felicità (/4)	Media	2,61	3,46	3,66	3,46	2,08	2,07
	DS	1,55	1,07	0,94	1,09	1,67	1,77
	10° percentile	0,40	2,00	3,00	2,00	0,00	0,00
	Punto RA	1	2	3	2	1	1
Rabbia (/4)	Media	3,92	3,77	3,69	3,72	3,22	3,63
	DS	0,28	0,54	0,47	0,68	1,19	0,67
	10° percentile	3,40	3,00	3,00	3,00	1,00	3,00
	Punto RA	3	3	3	3	1	1

Comprensione di atti linguistici indiretti: risultati complementari

Prove	Media e DS	20–35		36–55		56–85	
		Bassa scolarità	Alta scolarità	Bassa scolarità	Alta scolarità	Bassa scolarità	Alta scolarità
Spiegazioni – situazioni dirette (/20)	Media	17,07	18,07	17,69	17,89	14,91	15,13
	DS	2,75	2,14	2,98	2,35	4,12	5,59
	10° percentile	13,00	16,00	13,00	14,00	8,60	6,00
	Punto RA	13	15	13	14	8	6
Spiegazioni – situazioni indirette (/20)	Media	17,76	18,56	18,41	18,41	16,94	16,92
	DS	2,08	1,88	1,99	2,43	3,18	2,46
	10° percentile	13,80	15,00	15,00	15,00	11,20	13,90
	Punto RA	13	15	15	15	11	13
Risposte a scelta multipla – situazioni dirette (/10)	Media	8,46	8,66	5,75	7,74	8,08	7,63
	DS	3,33	2,95	4,26	3,69	2,73	2,25
	10° percentile	1,00	2,00	0,00	1,00	3,60	1,90
	Punto RA	1	2	1	1	3	1
Risposte a scelta multipla – situazioni indirette (/10)	Media	7,92	8,41	5,41	7,35	7,88	7,36
	DS	3,25	3,19	4,40	4,12	3,48	3,80
	10° percentile	0,80	0,00	0,00	0,00	0,60	0,00
	Punto RA	1	1	1	1	1	1
Risposte a scelta multipla – totale (/20)	Media	16,38	17,07	11,17	15,10	15,97	15,00
	DS	6,50	6,09	8,55	7,78	5,96	6,79
	10° percentile	1,80	2,00	1,00	2,00	4,00	2,00
	Punto RA	2	2	1	2	4	2

Fluenza lessicale con vincolo semantico: risultati complementari

Prove	Media e DS	20–35		36–55		56–85	
		Bassa scolarità	Alta scolarità	Bassa scolarità	Alta scolarità	Bassa scolarità	Alta scolarità
N di parole da 0 a 30 secondi	Media	11,07	13,84	13,00	13,33	9,17	11,78
	DS	2,46	3,76	3,25	3,27	2,82	3,68
	10° percentile	7,40	9,00	9,00	9,00	5,00	7,00
	Punto RA	7	9	9	9	5	7
N di parole da 30 a 60 secondi	Media	6,46	8,82	7,89	7,82	5,22	7,05
	DS	2,90	2,75	2,46	2,55	2,63	2,54
	10° percentile	1,80	6,00	5,00	5,00	2,00	3,00
	Punto RA	1	6	5	5	2	3
N di parole da 60 a 90 secondi	Media	4,92	6,64	5,44	5,87	4,11	5,18
	DS	2,98	2,58	2,70	2,37	2,02	2,22
	10° percentile	1,40	4,00	3,00	3,00	1,00	2,00
	Punto RA	1	4	3	3	1	2
N di parole da 90 a 120 secondi	Media	3,76	5,20	4,51	5,20	3,17	3,73
	DS	2,40	2,11	2,27	2,39	2,16	1,78
	10° percentile	1,40	3,00	2,00	2,00	0,60	1,00
	Punto RA	1	3	2	2	1	1

Prosodia emotiva – produzione: risultati complementari

Prove	Media e DS	20–35		36–55		56–85	
		Bassa scolarità	Alta scolarità	Bassa scolarità	Alta scolarità	Bassa scolarità	Alta scolarità
Tristezza (/6)	Media	5,07	5,71	5,34	5,74	5,17	5,23
	DS	1,11	0,60	0,97	0,54	1,40	1,15
	10° percentile	3,40	5,00	4,00	5,00	4,00	3,90
	Punto RA	3	4	3	4	3	3
Felicità (/6)	Media	4,38	5,53	5,41	5,69	3,86	4,42
	DS	2,21	1,05	0,94	0,76	2,21	2,02
	10° percentile	0,80	4,00	4,00	5,00	0,00	0,90
	Punto RA	1	3	3	4	1	1
Rabbia (/6)	Media	5,54	5,59	5,27	5,74	4,91	4,97
	DS	1,20	0,85	1,13	0,54	1,63	1,36
	10° percentile	2,80	4,00	4,00	5,00	1,60	2,00
	Punto RA	2	3	3	4	2	2

Giudizio semantico: risultati complementari

Prove	Media e DS	20–35		36–55		56–85	
		Bassa scolarità	Alta scolarità	Bassa scolarità	Alta scolarità	Bassa scolarità	Alta scolarità
Giudizi per coppie che non appartengono alla categoria (/12)	Media	12,00	11,89	12,00	12,00	11,94	11,95
	DS	0,00	0,38	0,00	0,00	0,23	0,22
	10° percentile	12,00	12,00	12,00	12,00	12,00	12,00
	Punto RA	10	10	10	10	10	10
Giudizi per coppie che appartengono alla stessa categoria (/12)	Media	12,00	11,97	11,96	11,97	11,51	11,94
	DS	0,00	0,16	0,18	0,16	0,61	0,22
	10° percentile	12,00	12,00	12,00	12,00	11,00	12,00
	Punto RA	10	10	10	10	10	10
Spiegazioni adeguate (/12)	Media	11,00	11,56	11,24	11,59	9,97	10,97
	DS	1,08	1,31	1,27	0,81	1,42	1,32
	10° percentile	9,40	10,00	12,00	10,00	7,60	9,00
	Punto RA	9	10	9	10	7	9

DS, deviazione standard; Punto RA, punto di richiesta di attenzione

Somministrazione e codifica del protocollo MEC

Il capitolo sulla somministrazione e codifica del protocollo MEC è stato realizzato per orientare l'esaminatore[1] nelle fasi di somministrazione delle prove, codifica dei risultati e loro interpretazione. È consigliabile leggere questo capitolo prima di valutare il partecipante[2] con il Protocollo MEC.

Gli strumenti di valutazione del partecipante sono i seguenti:

* un manuale comprendente un capitolo introduttivo (quadro teorico e dati normativi), e una guida alla somministrazione e alla codifica dei risultati
* i protocolli di codifica (disponibili online alla pagina http://extras.springer.com)
* uno Stimulus Book (disponibile online alla pagina http://extras.springer.com)
* due formulari di dépistage dei problemi di comunicazione nei cerebrolesi destri (disponibili online alla pagina http://extras.springer.com)
* gli stimoli audio (disponibili online alla pagina http://extras.springer.com)

Il protocollo MEC è composto da 14 prove. La somministrazione può durare da una a due ore e generalmente è realizzabile in due sedute. L'ordine di somministrazione delle prove è il seguente:

1. Questionario sulla consapevolezza dei problemi di comunicazione
2. Discorso conversazionale
3. Comprensione di metafore
4. Fluenza lessicale libera
5. Prosodia linguistica – comprensione
6. Prosodia linguistica – ripetizione

---

[1] Esaminatore: persona che somministra il protocollo MEC (ad esempio, terapista del linguaggio, psicologo, medico).
[2] Partecipante: persona cui è somministrato il protocollo MEC (individuo con lesione cerebrale destra o trauma cranico, lesione cerebrale sinistra, demenza o altro).

A. Tavano et al., *Protocollo MEC*,
DOI: 10.1007/978-88-470-5456-1_2, © Springer-Verlag Italia 2013

7. Discorso narrativo (produzione e comprensione)
8. Fluenza lessicale con criterio ortografico/fonemico
9. Prosodia emotiva – comprensione
10. Prosodia emotiva – ripetizione
11. Comprensione di atti linguistici indiretti
12. Fluenza lessicale con criterio semantico
13. Prosodia emotiva – produzione
14. Giudizio semantico

Per ciascuna prova, l'esaminatore troverà informazioni su:
- l'obiettivo della prova
- gli stimoli
- le modalità di somministrazione
- la codifica delle risposte
- l'interpretazione dei risultati.

L'esaminatore dovrà disporre di un registratore, un microfono, un lettore di file audio e un cronometro. Nei protocolli di codifica disponibili online la presenza dei simboli 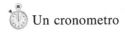 indica quale strumento utilizzare per ciascuna prova

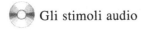 Un cronometro

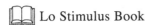 Gli stimoli audio

📖 Lo Stimulus Book

Box 2.1 Consegne generali per la somministrazione

Si suggerisce la registrazione audio di tutte le prove, eccetto le prove di comprensione della prosodia linguistica e emotiva. La registrazione audio permetterà il controllo delle risposte codificate anche in un secondo momento, se necessario, e il completamento delle operazioni di codifica.
Nel protocollo di codifica delle risposte alla fine di ciascuna prova c'è una sezione "Note" dove è possibile riportare osservazioni utili ma non specificate nella prova (per esempio il grado di collaborazione e di attenzione).
Si raccomanda l'utilizzo di cuffie con un buon isolamento acustico per le prove di comprensione e ripetizione della prosodia, in particolare se il partecipante presenta difficoltà uditive o attentive. In alternativa, è possibile usare un buon sistema di amplificazione.

2.1 Questionario sulle difficoltà comunicative (vedi pag. 3 protocolli di codifica)

Obiettivo

Valutare la consapevolezza del partecipante rispetto alle proprie difficoltà di comunicazione e al loro impatto sulla vita quotidiana.

Stimoli

Il questionario è costituito da 7 domande prefissate alle quali il partecipante deve dare una risposta SÌ/NO. Le domande riguardano la percezione che il partecipante ha delle proprie abilità di comunicazione con i caregiver (parenti, amici), sia a livello di produzione che di comprensione, e dell'eventuale impatto delle difficoltà comunicative sulla vita quotidiana, il lavoro e le occasioni di svago.

Somministrazione

L'esaminatore pone al partecipante una domanda alla volta, rispettando l'ordine delle domande e la loro formulazione. Le domande 4 e 5 non si devono porre se il partecipante non lavorava prima della comparsa dei problemi. L'esaminatore può chiedere al partecipante di spiegare meglio il senso delle sue risposte, in particolare se il partecipante manifesta la percezione di difficoltà rispetto alle proprie abilità comunicative.

Codifica

Durante la somministrazione, l'esaminatore cerchia la risposta data dal partecipante (SÌ/NO) nel protocollo di codifica e negli spazi sotto ciascuna domanda trascrive ogni ulteriore informazione. Alle domande 1, 2 e 3, i commenti del partecipante rispetto a un eventuale problema di sordità o di disartria possono essere scritti sotto ciascuna domanda, ma non sono presi in considerazione ai fini della codifica della risposta (SÌ/NO).

Il numero totale delle risposte in grassetto e maiuscolo (SÌ e NO) viene poi calcolato e annotato in fondo alla pagina del protocollo di codifica n.1 (totale su 7 o su 5).

Interpretazione

Una risposta in grassetto maiuscolo (SÌ o NO) indica che il partecipante non è consapevole di alcun problema sul punto in questione, sia che le difficoltà siano presenti o meno.

L'interpretazione delle risposte dipenderà dalla presenza o meno di deficit nelle altre prove del protocollo MEC. Per esempio, se il partecipante ottiene 7 su 7 e riesce a completare con successo tutte le prove del protocollo MEC, si concluderà che è corretta l'assenza di consapevolezza di problemi, che effettivamente non sono presenti. Se il partecipante ottiene un punteggio significativamente al di sotto della norma in una o più prove del protocollo MEC, si considererà il risultato come indicativo di una mancanza di consapevolezza delle proprie difficoltà di comunicazione verbale.

2.2   Discorso conversazionale
(vedi pag. 5 protocolli di codifica)

Obiettivo

Valutare le abilità di comunicazione verbale espressive e ricettive in un contesto conversazionale il più naturale possibile. Il discorso conversazionale permette l'osservazione di eventuali deficit pragmatici, lessicali, discorsivi e prosodici del linguaggio.

Stimoli

Gli argomenti suggeriti per la conversazione sono i seguenti: lavoro, famiglia, divertimenti, attualità. Nessuno di questi argomenti è obbligatorio e l'esaminatore è libero di scegliere due argomenti che suscitino l'interesse del partecipante e lo sollecitino a parlare. Si raccomanda comunque di non affrontare argomenti emotivamente carichi (per esempio la malattia, il periodo di permanenza in ospedale). L'uso di due argomenti diversi permetterà di notare come il partecipante si adatti al cambiamento di argomento proposto dall'esaminatore. È molto importante per l'esaminatore provare a inserire consapevolmente commenti ironici – se possibile – e utilizzare espressioni indirette (ad es. metafore, atti linguistici indiretti) al fine di osservare le reazioni del partecipante a questi tipi di uso del linguaggio.

Somministrazione

L'esaminatore conversa con il partecipante su un argomento scelto per circa 5 minuti. In seguito, l'esaminatore introduce un nuovo argomento di conversazione per ulteriori 5 minuti. L'esaminatore deve assumere un comportamento comunicativo naturale ed evitare di controllare la conversazione ponendo troppe domande, in modo da assicurare la ricchezza della comunicazione e lo scambio effettivo d'informazioni.

Codifica

La codifica si svolge alla fine della conversazione utilizzando la griglia di osservazione del discorso conversazionale. L'esaminatore cerchia il numero appropriato (0, 1 o 2). Il punteggio permette di ottenere una misura della frequenza di occorrenza o dell'intensità del comportamento comunicativo deviante osservato:

- 2: comportamento assente;
- 1: comportamento raro o poco marcato;
- 0: comportamento frequente o molto marcato;
- n/o: comportamento non osservato.

Nello specifico, per ciascun comportamento comunicativo si offrono i seguenti suggerimenti di codifica (Box 2.2).

Box 2.2 Guida alla codifica della conversazione

1.Cerca le parole oppure sbaglia la scelta delle parole
2:Non sembra cercare le parole o non sbaglia la scelta delle parole
1:Una o due volte ha cercato le parole o ha sbagliato la scelta delle parole
0:Per più di due volte ha cercato le parole o ha sbagliato la scelta delle parole

2.Non si corregge quando sbaglia
2:Si corregge sempre quando sbaglia
1:Una volta sola ha sbagliato e non si è corretto
0:Più di una volta ha sbagliato e non si è corretto
n/o:Non sbaglia la scelta delle parole, e quindi non si deve correggere (attribuire 2 punti)

3.È impreciso nell'esprimere le sue idee
2:Si esprime sempre chiaramente
1:Una volta sola non si è espresso chiaramente
0:Più di una volta non si è espresso chiaramente

4.Fa commenti inappropriati o inattesi
2:Non fa commenti inappropriati o inattesi
1:Una volta sola ha fatto un commento inappropriato o inatteso
0:Più di una volta ha fatto commenti inappropriati o inattesi

5.Cambia argomento, divaga
2:Rispetta in maniera appropriata l'argomento della conversazione
1:Una volta sola ha cambiato argomento in maniera inappropriata o ha prodotto un discorso tangenziale
0:Più di una volta ha cambiato argomento in maniera inappropriata o ha prodotto un discorso tangenziale

6. Non mostra iniziativa verbale
2: Più di due volte ha dato prova di iniziativa verbale (per esempio ha fatto domande o elaborato le proprie idee)
1: Una o due volte ha posto delle domande o ha elaborato idee proprie
0: Non mostra iniziativa verbale, aspetta sempre che l'esaminatore ponga domande

7. Parla troppo
2: Non parla troppo
1: Una o due volte ha parlato troppo o ha mostrato una tendenza a parlare troppo
0: Più di due volte ha parlato troppo o parla troppo sempre

8. Si ripete
2: Non si ripete
1: Una o due volte si è ripetuto
0: Più di due volte si è ripetuto

9. Interrompe l'interlocutore
2: Non interrompe mai in maniera inappropriata
1: Una volta ha interrotto in maniera inappropriata
0: Più di una volta ha interrotto in maniera inappropriata

10. Non comprende bene il linguaggio diretto
2: Comprende sempre bene ciò che gli si dice in maniera esplicita
1: Una sola volta ha compreso male ciò che gli è stato detto esplicitamente
0: Più di una volta ha compreso male ciò che gli è stato detto esplicitamente

11. Non comprende bene il linguaggio indiretto
2: Comprende sempre bene ciò che gli si dice in maniera implicita
1: Una sola volta ha compreso male ciò che gli è stato detto implicitamente
0: Più di una volta ha compreso male ciò che gli è stato detto implicitamente
n/o: L'esaminatore non ha utilizzato il linguaggio indiretto (attribuire 2 punti)

12. Rimane indifferente ai commenti ironici
2: Reagisce adeguatamente ai commenti ironici
1: Una volta sola ha reagito a un commento ironico
0: È rimasto sempre indifferente ai commenti ironici
n/o: L'esaminatore non ha fatto alcun commento ironico (attribuire 2 punti)

13. Si dimentica l'argomento della conversazione
2: Segue bene l'argomento della conversazione
1: Una volta sola si è dimenticato l'argomento della conversazione
0: Più di una volta si è dimenticato l'argomento della conversazione

14. Parla con voce monotona
2: L'intonazione verbale è adeguata
1: L'intonazione è leggermente appiattita, ma alcune variazioni di tono sono percepibili
0: L'intonazione è monotona, nessuna variazione di tono è percepibile

15. Ha un eloquio troppo lento oppure troppo rapido
2: La fluenza d'eloquio è adeguata
1: Parla un po' troppo velocemente o un po' troppo lentamente
0: Parla in maniera eccessivamente veloce o eccessivamente lenta

16. Non mostra cambiamenti nell'espressione del viso
2: L'espressione del viso è adeguata
1: Mostra spesso un'unica espressione del viso, ma altre espressioni del viso sono percepibili
0: Mostra un'espressione del viso fissa in maniera costante o quasi

17. Mostra incostante o assente contatto oculare
2: Il contatto oculare è adeguato
1: Stabilisce talvolta il contatto oculare ma è incostante
0: Non stabilisce mai il contatto oculare o ha lo sguardo fisso

Il punteggio totale è calcolato e poi trascritto in fondo alla pagina del protocollo di codifica n.2.

Interpretazione

Il punteggio totale è confrontato con il punteggio normativo. Un punteggio inferiore o uguale al punto di richiesta di attenzione indica la presenza di comportamenti comunicativi devianti nella conversazione. La griglia di osservazione del discorso conversazionale può servire per guidare l'esaminatore nella valutazione e nell'analisi degli scambi conversazionali informali con il partecipante.

2.3 Comprensione di metafore ed espressioni idiomatiche (vedi pag. 7 protocolli di codifica)

Obiettivo

Valutare la capacità di comprendere il significato figurato delle frasi.

Stimoli

La prova è composta da 20 stimoli:
- 10 metafore nuove (dalla numero 1 alla numero 10): metafore che non sono fisse o comunque di uso standardizzato in italiano (per esempio "Il professore è un sonnifero"). Le metafore nuove hanno la forma "A è B", dove A e B sono dei nomi comuni;
- 10 espressioni idiomatiche (dalla numero 11 alla numero 20): espressioni standardizzate in italiano (per esempio "Quell'uomo butta il denaro dalla finestra"). Le espressioni idiomatiche hanno la forma "soggetto–verbo–oggetto".

Ciascuno stimolo è seguito da una scelta di tre possibili risposte che rappresentano tre diversi significati:
- il significato letterale (per esempio "Il professore è una medicina");
- il significato figurato corretto (per esempio "Il professore è noioso");
- un significato sbagliato o estraneo alla frase (per esempio "Il professore prende molti sonniferi").

Somministrazione 📖

Gli stimoli e le possibili risposte sono incluse nello Stimulus Book, sezione "Metafore ed espressioni idiomatiche". Sono presenti 40 slides: 20 presentano gli stimoli e 20 intercalate presentano ciascuno stimolo accompagnato da 3 possibili risposte. Inizialmente, l'esaminatore presenta la slide con lo stimolo, nelle modalità orale e scritta. L'esaminatore chiede al partecipante di spiegare con le sue parole ciò che lo stimolo significa. Se il partecipante risponde utilizzando un'altra espressione metaforica, l'esaminatore gli chiederà di precisare ulteriormente la sua spiegazione. Se la risposta è sbagliata, l'esaminatore presenta la slide con le 3 risposte, nelle modalità orale e scritta. L'esaminatore chiede al partecipante di indicare quale delle tre risposte illustra meglio il significato della frase. In questo modo è possibile determinare se il partecipante ha compreso il significato dell'espressione metaforica o idiomatica ma non è in grado di spiegarlo chiaramente, oppure se semplicemente non l'ha compreso. Se la risposta è corretta, l'esaminatore può passare allo stimolo successivo senza presentare la scelta di risposte. Potrebbe risultare tuttavia interessante proporle al partecipante per verificare la sua capacità di rifiutare le risposte errate e per valutare la sua sensibilità alle interferenze.

Codifica

L'esaminatore trascrive le risposte del partecipante immediatamente durante la somministrazione e cerchia il numero a margine che corrisponde alla risposta (0, 1 o 2):
- 2: risposta chiara e adeguata;
- 1: risposta parzialmente corretta ma con imprecisioni, aggiunte o omissioni;
- 0: risposta errata o nessuna risposta.

Nello specifico, si offrono i seguenti suggerimenti di codifica:

Box 2.3 Guida alla codifica delle metafore e delle espressioni idiomatiche

Questa guida non è esaustiva. In caso di dubbio, l'esaminatore deve consultare gli indici di codifica generali descritti in precedenza, in particolare quando si assegna a una risposta il valore 1.

1. Il professore è un sonnifero
2: Il professore è poco interessante, noioso (per esempio, parla in modo scontato, senza energia)
1: Un'altra caratteristica negativa del professore, che però non enuncia espressamente la caratteristica della noia (per esempio non è capace di insegnare, non è bravo)
0: Altre (per esempio, è addormentato, prende i sonniferi)

2. L'enciclopedia è una miniera d'oro
2: Ci sono molte informazioni in un'enciclopedia (per esempio, contiene molti insegnamenti) oppure le informazioni contenute in un'enciclopedia sono pregiate (per esempio, sono molto interessanti)
1: Utilità dell'enciclopedia (per esempio, si può utilizzare per fare ricerche, rispondere ad alcune delle nostre domande) o un pregio generale dell'enciclopedia (per esempio, è ben fatta, ben concepita)
0: Altre (per esempio, costa molto, è preziosa)

3. Il mio lavoro è una prigione
2: Carattere vincolante, forzato o penoso del lavoro (per esempio, è un compito imposto, ha poca libertà, si sente obbligato)
1: Altra caratteristica negativa del lavoro (per esempio, difficile, noioso, poco soddisfacente) o d'insoddisfazione per il lavoro (per esempio, non lo trova adatto, non ama il suo lavoro)
0: Altre (per esempio, lavora in una prigione, lavora molte ore)

4. L'autobus è una tartaruga

2: Lentezza dell'autobus (per esempio, non procede spedito, va avanti lentamente)

1: Azione dell'autobus che implica indirettamente la lentezza (per esempio, si blocca spesso, rallenta il traffico)

0: Altre (per esempio, offre un servizio, è un mezzo di trasporto)

5. Mia madre è un gioiello

2: Qualità positiva generale della madre (per esempio, è straordinaria, adorabile)

1: Qualità troppo specifica (per esempio, è generosa, comprensiva) o importanza della madre per il figlio/la figlia (per esempio, l'ama molto, è importante per lui/lei)

0: Altre (per esempio, è raffinata, indossa molti gioielli)

6. Questo cane è una colla

2: Idea che il cane stia sempre addosso alle persone (per esempio, le segue dappertutto, è sempre vicino). Se il partecipante risponde "è appiccicoso", chiedergli di essere più preciso

1: Caratteristica del cane che implica che gli piacciano le persone (per esempio, è affettuoso, è affezionato al suo padrone)

0: Altre (per esempio, è detestabile)

7. La casa di quest'uomo è una pattumiera

2: Idea di disordine o di cattiva gestione della casa (per esempio, è tenuta male, è sporca, è a soqquadro)

1: Impatto della casa sulle persone che vi entrano (per esempio, disgusto), quantità di cose contenute (per esempio, vi sono molti oggetti dentro) o negligenza dell'uomo

0: Altre (per esempio, l'uomo vive fra le pattumiere)

8. Questo esercizio di matematica è una tortura

2: Carattere di difficoltà dell'esercizio (per esempio, è penoso, molto difficile, molto sgradevole)

1: Altra caratteristica negativa dell'esercizio (per esempio, faticoso, noioso, la matematica non è amata)

0: Idea di dolore, di sofferenza (per esempio, è doloroso) o altre

9. Questo bambino è un demonio

2: Caratteristica negativa del bambino che implica che è agitato o difficile (per esempio, è turbolento, indisciplinato, agitato)

1: Altra caratteristica del bambino, non necessariamente negativa (per esempio, fa degli scherzi, è attivo, vivace, non è gentile)

0: Altre

10. Gli operai sono delle api
2: Caratteristica che quantifica il lavoro secondo la quantità o la velocità (per esempio, lavorano molto, velocemente, intensamente, sono dei lavoratori)
1: Caratteristica che qualifica in generale il lavoro (per esempio, lavorano bene) o lo stato dei lavoratori (per esempio, sono occupati, indaffarati)
0: Altre (per esempio, formano un gruppo, si spostano continuamente)

11. Quell'uomo butta il denaro dalla finestra
2: Idea che l'uomo spreca il suo denaro (per esempio, ne spende molto, senza contarlo, troppo)
1: Idea più generale che l'uomo gestisce male i suoi beni (per esempio, non sa gestire il suo denaro)
0: Altre (per esempio, è ricco, non ha valori morali)

12. Ho messo molta carne al fuoco
2: Idea di quantità di lavoro da fare (per esempio, ha molte cose da fare)
1: Idea più generale di una persona che lavora (per esempio, è occupata, indaffarata, ha del lavoro da fare)
0: Altre

13. Abbiamo sotterrato l'ascia di guerra
2: Idea di pace, di riconciliazione (per esempio, abbiamo finito di discutere, abbiamo fatto la pace)
1: Idea più generale di compromesso, di concessione del perdono (per esempio, ci siamo messi d'accordo)
0: Altre

14. Il mio amico ha una spina nel cuore
2: Idea di tristezza (per esempio, ha dei dispiaceri)
1: Idea più generale di sensibilità (per esempio, piange facilmente)
0: Motivo per la tristezza (per esempio, ha divorziato), qualità (per esempio, è buono, generoso) o altre

15. Mi sono dato la zappa sui piedi
2: Idea di aver commesso un errore (per esempio, aver commesso una gaffe, di aver detto qualcosa che non andava detto) o di essersi messo in una brutta situazione (per esempio, essersi messo in un guaio)
1: Idea più generale di aver agito senza riflettere (per esempio, aver parlato troppo)
0: Altre (per esempio, essersi immischiato in qualcosa che non lo riguarda)

16. Quella ragazza ha la testa fra le nuvole

2: Idea di distrazione (per esempio, ha le idee o la testa altrove, sogna)
1: Idea di confusione più generale (per esempio, si perde, è partita)
0: Altre

17. È riuscito a salvare capra e cavoli

2: Idea del compromesso intelligente, della soluzione di un problema complesso
1: Idea di cedere o di accettare in parte un torto (per esempio, ha ceduto)
0: Idea di pace o riconciliazione (per esempio, ha perdonato) o altre

18. Mio padre mi ha dato una mano

2: Idea di aiuto, di servizio reso (per esempio, è venuto a aiutarmi)
1: Qualità del padre legata alla cooperazione (per esempio, è generoso, servizievole)
0: Qualità più generale del padre (per esempio, è gentile) o altre

19. Mia figlia ha un buco nello stomaco

2: Idea di fame (per esempio, non mangia da molto tempo)
1: Idea di dolore (per esempio, ha dolori allo stomaco)
0: Idea di ferita fisica o altro

20. Il mio capo mena il can per l'aia

2: Idea che il capo non dica direttamente ciò che intende, non mostri le sue intenzioni (per esempio, non va dritto al punto, evita l'argomento)
1: Idea di esitazione (per esempio, esita nel dire qualche cosa), di difficoltà espressiva (per esempio, non dice le cose in maniera chiara)
0: Altre (per esempio, non sa ciò che vuole dire, vuole un favore)

Per le risposte a scelta multipla, l'esaminatore cerchia la lettera corrispondente all'interpretazione scelta dal partecipante durante la somministrazione.

La risposta corretta è preceduta da una freccia e vale un punto; quando la risposta è errata (scelta del significato letterale o sbagliato) vale 0 punti. Il totale delle spiegazioni e delle risposte a scelta multipla è calcolato e riportato in fondo alla pagina del protocollo di codifica n. 3.

Interpretazione

Il punteggio totale su 40 per l'insieme delle spiegazioni delle 20 metafore è confrontato con il punteggio normativo. Un punteggio inferiore o uguale al punto di richiesta di attenzione indica la presenza di difficoltà nella comprensione del linguaggio figurato. Si suggerisce di confrontare separatamente i puntteggi delle metafore e delle espressioni idiomatiche. È possibile osservare una dissociazione nella performance dei soggetti, poiché spesso riescono meno bene con le metafore nuove che con le espressioni idiomatiche. Parimenti, risulterà interessante osservare il numero di risposte corrette nel caso delle scelte multiple, poiché un partecipante può avere difficoltà a offrire una spiegazione verbale ma riuscire lo stesso a scegliere la risposta corretta, il che induce a considerare la possibilità di una comprensione almeno parziale dello stimolo. Al contrario, un altro partecipante potrà spiegare correttamente lo stimolo con parole sue ma si lascerà sviare dalla scelta di una risposta errata.

2.4   Fluenza lessicale libera
(vedi pag. 13 protocolli di codifica)

Obiettivo

Valutare la capacità di ricerca nella memoria semantico-lessicale recuperando le parole liberamente, senza vincoli semantici o ortografici.

Stimoli

Nessuno.

Somministrazione

L'esaminatore chiede al partecipante di dire il maggior numero possibile di parole in 2 minuti e 30 secondi precisando che deve tenere gli occhi chiusi e che non valgono i nomi propri di persona o luogo. L'esaminatore cronometra la prova e indica al partecipante quando cominciare e quando fermarsi. Se il partecipante esita a lungo prima di cominciare, l'esaminatore gli chiede di dire la prima cosa che gli viene in mente. Se il partecipante dice di non essere capace di trovare altre parole, l'esaminatore lo incoraggia a provare di nuovo. Se il partecipante rimane più di 60 secondi consecutivi senza dire alcuna parola, l'esaminatore termina la prova. Infine, se il partecipante apre gli occhi durante la prova, l'esaminatore gli ricorda di tenerli chiusi.

Codifica

L'esaminatore scrive le parole nel protocollo di codifica via via che il partecipante le recupera nella colonna corrispondente all'arco temporale appropriato (5 segmenti ciascuno di 30 secondi). L'esaminatore conta poi il numero di parole recuperate dal partecipante per ciascun segmento e, di seguito, conta il numero totale di parole. I criteri di codifica sono i seguenti:
* si contano i sinonimi;
* non si contano le ripetizioni di parola;

- si contano le parole straniere di uso corrente in italiano (per esempio, party, ticket). Possono comunque variare a seconda dell'uso locale;
- i derivati morfologici di una stessa parola non si contano se la variazione riguarda solo il genere o il numero della parola (per esempio, bambino e bambina vengono contati come una sola parola e quindi valgono un punto). Sono però contati quando implicano il cambiamento di categoria grammaticale (per esempio, lento, lentezza, lentamente vengono contate come tre parole e quindi tre punti) o di senso (per esempio, sale e salina vengono contate come due parole e quindi due punti).

Il punteggio totale è calcolato e poi riportato in fondo alla pagina del protocollo di codifica n.4.

Interpretazione

Il numero totale delle parole prodotte è confrontato con il punteggio normativo. Un punteggio inferiore o uguale al punto di richiesta di attenzione indica la presenza di difficoltà nel recupero di parole. L'osservazione delle caratteristiche elencate di seguito aggiungerà alcune informazioni utili sul funzionamento e le strategie di ricerca nella memoria semantica del partecipante:
- prototipicalità delle parole;
- numero di campi semantici esplorati;
- numero di parole per campo semantico;
- presenza di errori (per esempio, ripetizioni di parola, nomi propri);
- strategia di esplorazione della competenza semantica (per esempio, categoriale, alfabetica, secondo la vividezza dell'immagine mentale);
- distribuzione delle parole durante lo svolgimento della prova;
- velocità di recupero.

2.5 Prosodia linguistica – comprensione (vedi pag. 15 protocolli di codifica)

Obiettivo

Valutare la capacità di percepire e identificare i pattern di intonazione linguistica, più precisamente le intonazioni affermativa, interrogativa e imperativa.

Stimoli

La prova è costituita da quattro semplici frasi (soggetto-verbo-oggetto) di contenuto neutro. Ciascuna frase viene prodotta con 3 intonazioni differenti (affermativa, interrogativa e imperativa), per un totale di 12 stimoli. Le frasi sono pre-registrate su supporto audio.

Somministrazione

L'esaminatore informa il partecipante che ascolterà delle frasi e dovrà capire se si tratta di una domanda, un'affermazione o un ordine basandosi solamente sull'intonazione della voce. La scelta tra le risposte possibili, rappresentate sia da figure che da frasi nello Stimulus Book, sezione "Prosodia – comprensione", è presentata oralmente e visivamente al momento della consegna. È importante assicurarsi che il partecipante veda bene le tre immagini. Si chiede al partecipante di rispondere oralmente oppure puntando alla risposta che ritiene corretta. Prima di cominciare l'esaminatore fa degli esempi. Dice la frase "Giulia, guarda fuori" con un'intonazione imperativa. Se il partecipante sbaglia, si propone l'esempio una seconda volta. Poi, l'esaminatore dice la stessa frase con un'intonazione interrogativa. Ancora una volta, se il partecipante sbaglia, si ripete l'esempio. Se sbaglia ancora, si dà al partecipante la risposta corretta, poiché l'esempio non va concluso lasciando il partecipante con la risposta errata. Terminati gli esempi, al partecipante sono presentate le frasi pre-registrate. Se il partecipante lo chiede, l'esaminatore può fargli riascoltare una frase se non è stata ben compresa.

Codifica

L'esaminatore segna il riquadro corrispondente alla risposta del partecipante nel protocollo di codifica. Il riquadro scuro corrisponde alla risposta attesa. Qualsiasi commento legato a una frase può essere inserito nella colonna delle Note di destra (per esempio, esitazione, autocorrezione, ritardo nella risposta, richiesta di ripetizione di una frase). Il numero totale di risposte corrette per ciascuna intonazione, su 4, è calcolato e riportato alla fine di ciascuna colonna. I tre subtotali sono poi addizionati per ottenere un totale su 12 da riportare in basso a destra.

Interpretazione

Il punteggio totale è confrontato con il punteggio normativo. Un punteggio inferiore o uguale al punto di richiesta di attenzione indica la presenza di difficoltà nella comprensione dell'intonazione linguistica. Risulta interessante analizzare i punteggi separatamente rispetto a ciascun contorno intonativo per capire se le difficoltà siano selettive rispetto a un tipo di intonazione.

2.6 Prosodia linguistica – ripetizione (vedi pag. 16 protocolli di codifica)

Obiettivo

Valutare la capacità di riprodurre oralmente i pattern di intonazione linguistica, più precisamente le intonazioni affermativa, interrogativa e imperativa.

Stimoli

La prova è costituita da quattro semplici frasi (soggetto-verbo-oggetto) di contenuto neutro. Ciascuna frase viene prodotta con 3 intonazioni differenti (affermativa, interrogativa e imperativa), per un totale di 12 stimoli. Le frasi sono pre-registrate su supporto audio. Gli stimoli sono gli stessi della prova di prosodia linguistica – comprensione.

Somministrazione

L'esaminatore informa il partecipante che ascolterà di nuovo le frasi della prova precedente. Questa volta gli chiede di ripetere ciascuna delle frasi rispettando l'intonazione. Per questa prova è necessario registrare le produzioni del partecipante. Se il partecipante lo chiede, l'esaminatore può fargli riascoltare una frase se non è stata ben compresa.

Codifica

L'esaminatore segna il riquadro corrispondente alla risposta del partecipante nel protocollo di codifica. Il riquadro scuro corrisponde alla risposta attesa. Se l'intonazione è neutra, occorre segnare la casella corrispondente nella colonna delle Note. Qualsiasi commento legato a una frase può essere inserito nella colonna delle Note (per esempio, esitazione, autocorrezione, ritardo nella risposta, espressione del viso). Il numero totale di risposte corrette per ciascuna intonazione, su 4, è calcolato e riportato alla fine di ciascuna colonna. I tre subtotali sono poi addizionati per ottenere un totale su 12 da riportare in basso a destra.

Interpretazione

Il punteggio totale è confrontato con il punteggio normativo. Un punteggio inferiore o uguale al punto di richiesta di attenzione indica la presenza di difficoltà nella ripetizione delle intonazioni linguistiche. È interessante analizzare i punteggi separatamente rispetto a ciascun contorno intonativo per vedere se le difficoltà sono selettive rispetto a un tipo di intonazione. Risulta parimenti interessante confrontare i risultati nelle due prove di comprensione e ripetizione per capire se esistano dissociazioni tra comprensione e espressione.

2.7   Discorso narrativo
(vedi pag. 17 protocolli di codifica)

A) Recupero della storia divisa in parti

Obiettivo

Valutare le capacità di recupero e comprensione di materiale linguistico complesso e, inoltre, valutare il discorso narrativo espressivo secondo parametri di qualità e quantità.

Stimoli

Un testo composto da 5 paragrafi viene letto a voce alta dall'esaminatore. In questo testo, il piano d'azione del personaggio principale non è dichiarato esplicitamente e deve essere inferito dal partecipante affinché la storia sia compresa.

Somministrazione

L'esaminatore informa il partecipante che ascolterà una storia divisa in parti e che dovrà, alla fine di ciascuna parte, ripetere con parole sue ciò che ha compreso. Poi, l'esaminatore legge i paragrafi uno alla volta a voce alta, a velocità regolare e in modo espressivo, senza comunque enfatizzare l'uno o l'altro degli elementi del testo. Il testo è riportato nello Stimulus Book, sezione "Discorso narrativo". L'esaminatore giudica, sulla base di tutte le informazioni raccolte nelle prove di recupero parziale e completo della storia e delle domande di comprensione, se il partecipante ha operato l'inferenza richiesta ("Michele utilizza una furbizia per non scavare di nuovo da solo il pozzo che è affondato") e poi cerchia la casella appropriata (SÌ/NO).

Codifica

L'esaminatore segna le caselle corrispondenti alle risposte del partecipante nel protocollo di codifica. Le caselle precedute da una freccia rappresentano i concetti chiave della storia. Una casella viene contrassegnata se il partecipante menziona l'informazione contenuta nella colonna di sinistra in grassetto o un sinonimo accettabile. Quando più di una parola in grassetto è racchiusa da parentesi è sufficiente che il partecipante menzioni anche solo una delle informazioni o un sinonimo accettabile per segnare la casella.

Se il partecipante trasforma il testo iniziale aggiungendo, omettendo o modificando delle informazioni, tali cambiamenti sono riportati nella colonna di destra. Il totale dei concetti e delle informazioni presenti è annotato in basso a destra nei riquadri corrispondenti a ciascun paragrafo.

Interpretazione

Si suggerisce un'analisi quantitativa e qualitativa delle informazioni recuperate (per esempio, numero di concetti, ritardi, esitazioni, incoerenze, difficoltà di recupero o di integrazione delle informazioni, difficoltà espressive). Sia
che la ripetizione della storia paragrafo per paragrafo sia ben riuscita o meno,
viene somministrata la prova successiva che richiede il recupero della storia
per intero.

B) Recupero completo della storia

Obiettivo

Valutare le capacità di recupero e comprensione di materiale linguistico complesso e, inoltre, valutare il discorso narrativo espressivo secondo parametri di
qualità e quantità. Questa prova permette anche di osservare la capacità del
partecipante di sintetizzare e inferire informazioni.

Stimoli

La prova si basa sulla lettura da parte dell'esaminatore di un testo di 5 paragrafi. Il testo è lo stesso della prova di recupero della storia paragrafo per paragrafo.

Somministrazione

L'esaminatore informa il partecipante che ascolterà lo stesso testo, questa
volta tutto insieme, e dovrà poi ripetere con parole sue ciò che ha capito della
storia. Poi, l'esaminatore legge il testo completo a voce alta.

Codifica

La griglia di codifica del recupero completo della storia intera è suddivisa in
funzione della struttura del racconto (quadro, elemento scatenante, piano interno, tentativo, conseguenze e reazioni). Mentre il partecipante racconta la storia, l'esaminatore segna le caselle corrispondenti alle informazioni recuperate.
Una casella viene segnata se il partecipante enuncia l'idea principale contenuta nella colonna di sinistra. I sinonimi sono accettati. Se il partecipante trasforma il testo iniziale aggiungendo, omettendo o modificando delle informazioni,
tali cambiamenti sono riportati nella colonna di destra. Il totale delle idee principali recuperate è annotato in basso a destra. L'esaminatore compila in seguito la griglia "Comportamenti comunicativi devianti" riportata subito dopo,
segnando le caselle corrispondenti ai comportamenti devianti, se riscontrati.

Interpretazione

Il numero totale di informazioni principali recuperate è confrontato con il punteggio normativo. Un punteggio inferiore o uguale al punto di richiesta di attenzione indica la presenza di difficoltà nella comprensione e riassunto di un testo. Risulta interessante analizzare la qualità della produzione verbale del partecipante (per esempio, esitazioni, ritardi, difficoltà nel recupero di una parola, commenti personali, errori di memorizzazione o di integrazione, organizzazione del discorso, accesso lessicale).

C) Valutazione della comprensione del testo

Obiettivo

Ottenere dati obiettivi sulla comprensione della storia, così che l'interpretazione della comprensione del partecipante non sia influenzata dalla produzione verbale incompleta o imprecisa nelle prove di recupero parziale e completo.

Stimoli

Questa prova è costituita da tre sezioni. Due sezioni vertono sul titolo che il partecipante darebbe alla storia e la terza è composta da 12 domande che richiedono una risposta breve (una sola parola o qualche parola) di comprensione del testo.

Somministrazione

L'esaminatore domanda al partecipante quale titolo darebbe alla storia. Poi gli pone delle domande sulla storia.

Le domande sono poste una di seguito all'altra rispettandone l'ordine. Alla fine, l'esaminatore chiede al partecipante se intende mantenere lo stesso titolo dato in precedenza e, nel caso lo volesse cambiare, quale titolo darebbe.

Codifica

L'esaminatore trascrive il titolo dato dal partecipante e cerchia il riquadro a margine che corrisponde alla risposta (0, 1 o 2):
*   2: titolo che dimostra che l'inferenza è stata operata. Michele ha trovato uno stratagemma per non scavare di nuovo il pozzo da solo (per esempio, Michele gioca un brutto tiro ai suoi vicini, Michele è furbo);
*   1: titolo collegato alla storia, ma che non mostra che l'inferenza è stata operata (per esempio, Michele scava un pozzo, Il contadino e il suo pozzo);

- 0: titolo inappropriato o senza legame diretto con la storia (per esempio, Il pozzo in Toscana, Michele invita i suoi amici).

Poi, per le 12 domande di comprensione, l'esaminatore segna la casella che corrisponde alla risposta del partecipante:

- +: risposta corretta;
- −: risposta errata;
- Ø: nessuna risposta.

Tutti i commenti pertinenti sono riportati nella colonna di destra. Il totale delle risposte corrette è riportato in basso a destra. Di seguito, l'esaminatore cerchia il SÌ o il NO a seconda che il partecipante desideri o meno cambiare il titolo dato alla storia, trascrive il nuovo titolo e cerchia la casella a margine seguendo la stessa guida alla codifica utilizzata per il primo titolo. Alla fine, l'esaminatore giudica, sulla base di tutte le informazioni raccolte nelle prove di recupero parziale e completo della storia e delle domande di comprensione, se il partecipante ha operato l'inferenza richiesta ("Michele utilizza una furbizia per non scavare di nuovo da solo il pozzo che è affondato") e poi cerchia la casella appropriata (SÌ/NO).

Interpretazione

Il numero di domande di comprensione cui il partecipante ha risposto correttamente, su 12, è confrontato con il punteggio normativo. Un punteggio inferiore o uguale al punto di richiesta di attenzione indica la presenza di difficoltà nella comprensione e forse anche nella memorizzazione delle informazioni. I risultati possono permettere all'esaminatore di capire meglio la capacità o difficoltà del partecipante di comprendere informazioni il cui senso non è immediatamente e completamente dato. Le sue risposte possono essere messe in relazione con i risultati di altre prove del protocollo MEC che valutano la capacità di comprendere il linguaggio non letterale (metafore e atti linguistici indiretti). Fra l'altro, il discorso narrativo essendo più ricco di elementi contestuali può aiutare il partecipante nella comprensione. Di contro, la quantità di informazioni fornite dalla storia può aumentare la difficoltà di selezione delle informazioni pertinenti. Rispetto all'inferenza generale, è interessante notare se è stata fatta alla prima lettura del testo o solamente dopo la seconda lettura.

2.8   Fluenza lessicale con criterio ortografico (P) (vedi pag. 24 protocolli di codifica)

Obiettivo

Valutare la capacità di ricerca nella memoria semantico-lessicale recuperando le parole sulla base di un vincolo ortografico, la lettera P.

Stimoli

Nessuno.

Somministrazione

L'esaminatore chiede al partecipante di dire il maggior numero possibile di parole che cominciano con la lettera P in 2 minuti precisando che non valgono i nomi propri di persona o luogo. L'esaminatore cronometra la prova e indica al partecipante quando cominciare e quando fermarsi. Se il partecipante rimane più di 60 secondi consecutivi senza dire alcuna parola, l'esaminatore termina la prova.

Codifica

L'esaminatore scrive le parole nel protocollo di codifica via via che il partecipante le recupera nella colonna corrispondente all'arco temporale appropriato (4 segmenti ciascuno di 30 secondi). L'esaminatore conta poi il numero di parole recuperate dal partecipante per ciascun segmento, e di seguito conta il numero totale di parole. I criteri di codifica sono i seguenti:
- si contano i sinonimi;
- non si contano le ripetizioni di parola;
- si contano le parole straniere di uso corrente in italiano (per esempio, party);
- i derivati morfologici di una stessa parola non si contano se la variazione riguarda solo il genere o il numero della parola (per esempio, principe e principessa vengono contati come una sola parola e quindi valgono un punto). Sono però contati quando implicano il cambiamento di categoria grammaticale (per esempio, precedere, precedente, precedentemente vengono contate come tre parole e quindi tre punti) o di senso (per esempio, posto e postino vengono contate come due parole e quindi due punti).

Il punteggio totale è calcolato e poi riportato in fondo alla pagina del protocollo di codifica n.8.

Interpretazione

Il numero totale delle parole prodotte è confrontato con il punteggio normativo. Un punteggio inferiore o uguale al punto di richiesta di attenzione indica la presenza di difficoltà nel recupero di parole. L'osservazione delle caratteristiche elencate di seguito aggiungerà alcune informazioni utili sul funzionamento e le strategie di ricerca della memoria lessicale del partecipante:
- prototipicalità delle parole;
- numero di campi semantici esplorati;
- numero di parole dette per campo semantico;

- presenza di errori (per esempio, ripetizioni di parola, parole che comincia-no con un'altra lettera);
- strategia di esplorazione della competenza semantica (per esempio, orto-grafica, semantica);
- distribuzione delle parole durante lo svolgimento della prova;
- velocità di recupero.

2.9 Prosodia emotiva – comprensione (vedi pag. 26 protocolli di codifica)

Obiettivo

Valutare la capacità di percepire e identificare i pattern di intonazione emoti-va, più precisamente le intonazioni di felicità, tristezza e rabbia.

Stimoli

La prova è costituita da 4 semplici frasi (soggetto–verbo–oggetto) di contenu-to neutro. Ciascuna frase è pronunciata con 3 diverse intonazioni (felicità, tri-stezza e rabbia) per un totale di 12 stimoli. Le frasi sono preregistrate su sup-porto audio.

Somministrazione

L'esaminatore informa il partecipante che ascolterà delle frasi e che, basando-si solo sull'intonazione, dovrà riconoscere se la persona è felice, triste o arrab-biata. L'esaminatore presenta visivamente la scelta delle risposte contenuta nello Stimulus Book, sezione "prosodia – comprensione". Risulta importante assicurarsi che il partecipante veda bene le tre immagini. Al partecipante si richiede di rispondere oralmente o di indicare la risposta scelta. Prima di cominciare, l'esaminatore fa un esempio. Dice la frase "Filippo gioca a scac-chi" con un tono arrabbiato. Se il partecipante sbaglia a identificare l'intona-zione, l'esempio è ripetuto. Se sbaglia ancora, si dà al partecipante la risposta corretta, poiché l'esempio non va concluso lasciando il partecipante con la risposta errata. Si prosegue con un'intonazione che indichi felicità.
Terminati gli esempi, al partecipante sono presentate le frasi preregistrate. Se il partecipante lo chiede, l'esaminatore può fargli riascoltare una frase se non è stata ben compresa.

Codifica

L'esaminatore segna il riquadro corrispondente alla risposta del partecipante nel protocollo di codifica. Il riquadro scuro corrisponde alla risposta attesa. Qualsiasi commento legato a una frase può essere inserito nella colonna delle

Note di destra (per esempio, esitazione, autocorrezione, ritardo nella risposta). Il numero totale di risposte corrette per ciascuna intonazione, su 4, è calcolato e riportato alla fine di ciascuna colonna. I tre subtotali sono poi addizionati per ottenere un totale su 12 da riportare in basso a destra.

Interpretazione

Il punteggio totale è confrontato con il punteggio normativo. Un punteggio inferiore o uguale al punto di richiesta di attenzione indica la presenza di difficoltà nella comprensione delle intonazioni emotive. Risulta interessante analizzare i punteggi separatamente rispetto a ciascun contorno intonativo per capire se le difficoltà sono selettive rispetto a un tipo di intonazione.

2.10   Prosodia emotiva – ripetizione (vedi pag. 27 protocolli di codifica)

Obiettivo

Valutare la capacità di riprodurre oralmente i pattern di intonazione emotiva, più precisamente le intonazioni di felicità, tristezza e rabbia.

Stimoli

La prova è costituita da 4 semplici frasi (soggetto–verbo–oggetto) di contenuto neutro. Ciascuna frase è pronunciata con 3 diverse intonazioni (felicità, tristezza e rabbia) per un totale di 12 stimoli. Le frasi sono preregistrate su supporto audio. Gli stimoli sono gli stessi della prova di prosodia emotiva – comprensione.

Somministrazione

L'esaminatore informa il partecipante che ascolterà di nuovo le frasi della prova precedente. Questa volta dovrà ripetere ciascuna frase rispettandone il contorno intonativo. Per questa prova sono necessari due registratori, il primo per presentare le frasi preregistrate, il secondo per registrare le produzioni del partecipante. Se il partecipante lo chiede, l'esaminatore può fargli riascoltare una frase se non è stata ben compresa.

Codifica

L'esaminatore segna il riquadro corrispondente alla risposta del partecipante nel protocollo di codifica. Il riquadro scuro corrisponde alla risposta attesa. Se l'intonazione è neutra, occorre segnare la casella corrispondente nella colonna delle Note. Qualsiasi commento legato a una frase può essere inserito nella colonna delle Note di destra (per esempio, esitazione, autocorrezione, ritardo nella risposta, espressione del viso). Il numero totale di risposte corrette per ciascuna intonazione, su 4, è calcolato e riportato alla fine di ciascuna colonna. I tre subtotali sono poi addizionati per ottenere un totale su 12 da riportare in basso a destra.

Interpretazione

Il punteggio totale è confrontato con il punteggio normativo. Un punteggio inferiore o uguale al punto di richiesta di attenzione indica la presenza di difficoltà nella ripetizione delle intonazioni emotive. Risulta interessante analizzare i punteggi separatamente rispetto a ciascun contorno intonativo per vedere se le difficoltà sono selettive rispetto a un tipo di intonazione. Risulta parimenti interessante confrontare i risultati nelle due prove di comprensione e ripetizione per capire se esistono dissociazioni tra comprensione e espressione.

2.11   Comprensione di atti linguistici indiretti (vedi pag. 28 protocolli di codifica)

Obiettivo

Valutare la capacità di comprendere atti linguistici indiretti tenendo conto del contesto situazionale.

Stimoli

La prova comprende 20 brevi situazioni:
* 10 situazioni che si concludono con un atto linguistico diretto (situazioni *d*): un atto linguistico tramite il quale la persona vuole dire ciò che ha detto testualmente (per esempio, "Questa stampante è davvero buona" significa "La stampante funziona bene");
* 10 situazioni che si concludono con un atto linguistico indiretto (situazioni *i*): un atto linguistico che non esplicita l'intenzione comunicativa del parlante, che può essere inferita tenendo conto del contesto (per esempio, "Questa borsa è veramente pesante" che, in un determinato contesto, può essere intesa come una richiesta implicita: "Puoi prenderla tu?").

Le situazioni *d* valgono come distrattori. Ciascuna situazione è seguita da una scelta di risposte costituita da due interpretazioni diverse:
* un'interpretazione letterale e diretta (per esempio, per l'atto linguistico "Questa borsa è veramente pesante" l'interpretazione letterale è "Informa suo marito che la borsa che sta portando è pesante");
* un'interpretazione indiretta che considera il contesto per gli atti linguistici indiretti (per esempio, per l'atto linguistico "Questa borsa è veramente pesante" l'interpretazione indiretta è: "Chiede a suo marito di portarle la borsa").

Somministrazione 📖

Le situazioni sono scritte solamente nel protocollo di codifica. Le risposte possibili sono scritte nello Stimulus Book, sezione "Atti linguistici indiretti". Ci sono 40 slides, 20 delle quali riportano la scelta di risposte. Le rimanenti 20 slides intercalate sono presentate durante la lettura di ciascuna successiva situazione per evitare l'interferenza visiva con la scelta di risposte della storia precedente.

L'esaminatore legge la situazione a voce alta. Chiede al partecipante di spiegare con parole sue il significato della frase. Se la risposta è giusta, l'esaminatore può passare alla situazione successiva. Risulta tuttavia interessante presentare le scelte di risposte al partecipante per poter valutare la sua capacità di rifiutare le risposte errate e la sua sensibilità all'interferenza. Se la risposta è errata, l'esaminatore presenta la scelta di risposte corrispondente, allo stesso tempo sia oralmente che per iscritto. L'esaminatore chiede al partecipante di dire quale delle due risposte illustri meglio il significato della frase.

Codifica

L'esaminatore trascrive le risposte del partecipante durante la somministrazione e cerchia la casella a margine che corrisponde alla risposta (0, 1 o 2):
- 2: risposta chiara e adeguata;
- 1: risposta parzialmente corretta ma con imprecisioni, aggiunte o omissioni;
- 0: risposta inadeguata o nessuna risposta.

Più precisamente, per ciascuna situazione, la guida alla codifica è la seguente:
- le situazioni *d* sono dirette, le situazioni *i* sono indirette.

Box 2.4 Guida alla codifica degli atti linguistici indiretti

Questa guida non è esaustiva. Nel dubbio, l'esaminatore deve consultare le indicazioni di codifica generali descritte precedentemente, in particolare quando si assegna a una risposta il valore 1.

1.*d*   Fa fresco qui, si sta proprio bene
2: L'idea di piacere, di benessere (per esempio, si sta bene, fa fresco ma va bene)
1: L'idea che fa caldo fuori o in ufficio
0: L'idea di eccessivo caldo in ufficio (ironia) o altre

2.*i*   Marco, la porta della tua camera è aperta
2: La richiesta di chiudere la porta o di abbassare il volume della musica
1: L'idea che la musica è troppo alta o che disturba
0: La constatazione che la porta è aperta o altre

3.*i*   Hai impegni questo fine settimana?
2: Una richiesta di aiuto
1: Una richiesta di aiuto troppo precisa (per esempio, mi puoi aiutare a dipingere)
0: Una domanda sugli impegni dell'amico o altre

4.*i*   Questa borsa è veramente pesante
2: La richiesta di scambiarsi le borse o che il marito prenda anche la sua
1: L'idea che la borsa è troppo pesante
0: La dichiarazione che la borsa è pesante o altre

5.*d*   Lo prendo io
2: L'affermazione che risponde lui al telefono
1: L'affermazione che ha sentito il telefono, che per lui è il suono del telefono
0: Altre

6.*d*   Il nuovo televisore funziona molto bene
2: La soddisfazione per l'acquisto o l'affermazione che il televisore è bello (per esempio, la ricezione è buona, l'immagine è nitida, l'acquisto è stato buono)
1: Il fatto che non vuole cambiare la televisione o che la precedente non funzionava altrettanto bene, o che la vecchia televisione non funzionava più
0: L'interesse per la trasmissione in onda o altre

7.*i*   Ho speso 68 €
2: La richiesta di condividere le spese
1: L'affermazione che non ha abbastanza soldi
0: L'affermazione che il prezzo è salito a 68 €, che è caro o altre

8.*d*   Questa stampante è davvero buona
2: La soddisfazione per la stampante, il fatto che la stampante funziona bene
1: Una qualità della stampante troppo precisa (per esempio, è veloce)
0: Una richiesta alla segretaria di utilizzarla o altre

9.*d*   Ormai te la cavi bene come un adulto
2: L'affermazione che è bravo
1: La soddisfazione della madre (per esempio, è contenta)
0: La richiesta di lavarsi bene i denti o altre

10.*i*   Gianni, l'auto è sporca
2: La richiesta di lavare l'auto
1: L'affermazione che è tempo di lavare l'auto
0: L'affermazione che l'auto non è la sua o altre

11.*i*   Il telefono sta squillando
2: La richiesta a suo figlio di rispondere
1: L'affermazione che non ha tempo di rispondere o che qualcuno deve rispondere
0: L'affermazione che qualcuno sta chiamando o altre

12.*d*   Il nuovo appartamento è davvero luminoso
2: L'affermazione che c'è molta luce o che ci sono molte finestre o l'affermazione di soddisfazione relativa all'appartamento (per esempio, l'appartamento è confortevole, gli piace il suo appartamento)
1: Il sentimento di soddisfazione per sé stesso o un'affermazione troppo precisa sulla luminosità (per esempio, che sono state installate nuove luci)
0: La richiesta d'aiuto, un invito alla visita o altre

13.*d*   Questa sera ho voglia di pizza
2: L'affermazione che vuole mangiare della pizza
1: L'affermazione che ha comprato la pizza, chiede l'opinione del marito, un'idea precisa del pasto
0: L'affermazione che vuole andare al ristorante, una richiesta a suo marito di cucinare o altre

14.*d*   Roberto, vieni a mangiare
2: La richiesta di venire a mangiare, l'affermazione che il pranzo è pronto, che è ora di mangiare
1: L'affermazione che se non viene a mangiare si raffredderà, la richiesta di venire a mangiare per far terminare la musica
0: La richiesta di chiudere il registratore e terminare la musica o altre

15.*i*   Fa freddo qui
2: La richiesta di diminuire la potenza dell'aria condizionata o di aumentare il riscaldamento
1: L'affermazione che l'aria condizionata è troppo forte o troppo fredda
0: L'affermazione che fa freddo o altre

16.*d*   Non c'era quasi nessuno
2: L'affermazione che c'erano pochi clienti, che non c'era confusione
1: L'affermazione che ha fatto in fretta (per esempio, non ha perso tempo, non ha dovuto aspettare)
0: L'idea che avrebbe dovuto andarci il fratello o altre

17.*i*   Francesco, ti serve ancora molto tempo?
2: La richiesta di sbrigarsi
1: L'affermazione che ci mette troppo tempo, che è ora di andare a scuola o che arriverà in ritardo
0: L'affermazione generica che ci mette del tempo o altre

18.*d*   Mi piace il colore che abbiamo scelto
2: L'idea di soddisfazione (per esempio, è contenta del colore, hanno fatto una buona scelta)
1: L'idea di soddisfazione rispetto alla propria scelta del colore
0: Altre

19.*i*   Caro, i miei occhiali sono rimasti sul tavolo
2: La richiesta di portarle i suoi occhiali
1: L'affermazione che vuole i suoi occhiali perché non vede bene, l'affermazione che non vuole essere obbligata ad andare a cercare i suoi occhiali
0: L'affermazione che i suoi occhiali sono sul tavolo o altre

20.*i*   Non c'è più carta
2: La richiesta di portare della carta, di riempire la stampante
1: La richiesta di stampare il documento, l'affermazione che la segretaria dovrà occuparsene d'ora in poi
0: L'affermazione che manca carta o altre

Per la scelta delle risposte, l'esaminatore cerchia la lettera corrispondente all'interpretazione scelta dal partecipante durante la somministrazione. La risposta corretta è preceduta da una freccia e vale un punto mentre una risposta scorretta vale 0 punti. Il totale delle spiegazioni e delle risposte a scelta multipla per le situazioni *d* e *i* sono calcolati e riportati in fondo alla pagina del protocollo di codifica n. 11.

Interpretazione

Il punteggio totale su 40 per le spiegazioni degli atti linguistici diretti (*d*) e indiretti (*i*) è confrontato con il punteggio normativo. Un punteggio inferiore o uguale al punto di richiesta di attenzione indica la presenza di difficoltà nell'utilizzare il contesto per comprendere gli atti linguistici, sia diretti che indiretti. Benché la prova sia stata inizialmente concepita per valutare gli atti linguistici indiretti, risulta importante analizzare i risultati degli atti linguistici diretti perché per interpretarli il partecipante deve comunque tenere conto del contesto situazionale. Parimenti, il tasso di successo nella scelta delle risposte risulta interessante perché un partecipante può avere difficoltà a spiegare il significato di atto linguistico ma può riuscire bene nella scelta delle risposte e, al contrario, un altro partecipante darà la risposta esatta ma si lascerà deviare dalla scelta di una risposta errata. In questo modo è possibile determinare se il partecipante ha compreso la situazione ma non riesce a spiegarsi chiaramente o se non l'ha compresa.

2.12 Fluenza lessicale con criterio semantico (abbigliamento) (vedi pag. 35 protocolli di codifica)

Obiettivo

Valutare la capacità di ricerca nella memoria semantico-lessicale recuperando le parole sulla base di un vincolo semantico, la categoria dell'abbigliamento.

Stimoli

Nessuno.

Somministrazione

L'esaminatore chiede al partecipante di dire il maggior numero possibile di parole che si riferiscono all'abbigliamento in 2 minuti. L'esaminatore cronometra la prova e indica al partecipante quando cominciare e quando fermarsi. Se il partecipante rimane più di 60 secondi consecutivi senza dire alcuna parola, l'esaminatore termina la prova.

Codifica

L'esaminatore scrive le parole nel protocollo di codifica via via che il partecipante le recupera nella colonna corrispondente all'arco temporale appropriato (4 segmenti ciascuno di 30 secondi). L'esaminatore conta poi il numero di parole recuperate dal partecipante per ciascun segmento, e di seguito conta il numero totale di parole. I criteri di codifica sono i seguenti:
- si contano i sinonimi;
- non si contano le ripetizioni di parola;
- si contano le parole straniere di uso corrente in italiano (per esempio, collant, blazer);
- si contano i nomi di accessori (per esempio, cintura, foulard, cravatta), ma non i nomi di gioielli;
- le diverse varianti di una stessa parola non si contano se non sono delle forme ben fissate nella lingua (per esempio, giacca invernale e giacca estiva valgono un solo punto), ma si contano quando sono di uso corrente e si riferiscono chiaramente a due capi di abbigliamento diversi (per esempio,

calze e calze da tennis valgono due punti);
- il termine "biancheria intima" è accettato.

Il punteggio totale è calcolato e poi riportato in fondo alla pagina del protocollo di codifica n. 12.

Interpretazione

Il numero totale delle parole prodotte è confrontato con il punteggio normativo. Un punteggio inferiore o uguale al punto di richiesta di attenzione indica la presenza di difficoltà nel recupero di parole. L'osservazione delle caratteristiche elencate di seguito aggiungerà alcune informazioni utili sul funzionamento e le strategie di ricerca nella memoria semantica del partecipante:
- prototipicalità delle parole;
- strategia di esplorazione della competenza semantica (per esempio, semantica, ortografica);
- numero di sotto-campi semantici esplorati;
- numero di parole dette per campo semantico;
- presenza di errori (per esempio, ripetizioni di parola, errori di categoria);
- distribuzione delle parole durante lo svolgimento della prova;
- velocità di recupero.

2.13   Prosodia emotiva – produzione (vedi pag. 37 protocolli di codifica)

Obiettivo

Valutare la capacità di produrre oralmente dei contorni intonativi emotivi tenendo conto di una situazione specifica.

Stimoli

La prova è costituita da 3 frasi-bersaglio (soggetto–verbo–oggetto) che devono essere pronunciate con tre intonazioni emotive diverse (felicità, tristezza e rabbia). Per ciascuna di queste frasi-bersaglio, sono presentate 3 brevi situazioni, ciascuna evocativa di un'emozione diversa, per un totale di 9 situazioni. Le 3 emozioni sono presentate in ordine diverso per ciascuna frase. Le situazioni sono scritte solo nel protocollo di codifica. Le frasi-bersaglio sono scritte nello Stimulus Book, sezione "Prosodia – produzione". Ci sono 4 slides, la prima è utilizzata come esempio.

Somministrazione 📖

L'esaminatore avverte il partecipante che ascolterà un breve testo e subito dopo dovrà dire una determinata frase con l'intonazione che esprime il sentimento indotto dalla storia. Si fa presente chiaramente al partecipante che dovrà pronunciare solo la frase scritta, senza aggiungere altre informazioni. Prima di leggere la situazione, l'esaminatore presenta la frase scritta nello Stimulus Book, in forma sia orale che scritta. Questa procedura va ripetuta per ciascuna frase-bersaglio. L'esaminatore legge di seguito la situazione a voce alta, poi chiede al partecipante di dire la frase-bersaglio con l'intonazione appropriata.

Codifica

Durante la somministrazione, l'esaminatore cerchia la casella a margine che corrisponde alla risposta (0, 1 o 2):
- 2: intonazione normale;
- 1: intonazione appiattita, ma è possibile comunque percepire e identificare il sentimento comunicato;
- 0: intonazione piatta o inappropriata.

Sotto ciascuna situazione, è stato riservato uno spazio per annotare le informazioni rilevanti. Per esempio, se il partecipante non riesce a limitarsi alla frase scritta, si potranno trascrivere le aggiunte in questo spazio. Il totale dei successi per ciascuna emozione, su 6, è calcolato e poi trascritto in fondo alla pagina del protocollo di codifica n. 13. I tre sub-totali sono poi addizionati e il risultato totale è calcolato su 18.

Interpretazione

Il punteggio totale è confrontato con il punteggio normativo. Un punteggio inferiore o uguale al punto di richiesta di attenzione indica la presenza di difficoltà nel produrre contorni intonativi corrispondenti a una situazione e a un'emozione particolari. Risulta interessante analizzare i risultati separatamente per ciascun contorno intonativo per vedere se le difficoltà sono selettive rispetto a un tipo di intonazione.

2.14 Giudizio semantico
(vedi pag. 40 protocolli di codifica)

Obiettivo

Valutare la capacità di identificare i legami semantici tra le parole e di spiegarli chiaramente.

Stimoli

La prova è costituita da 24 coppie di parole. Fra queste coppie, 12 sono composte da parole legate semanticamente (sono co-iponimi, fanno parte della stessa categoria). Tutte le parole sono proposte due volte, una volta all'interno di una coppia con legame semantico (per esempio, aquila-cornacchia) un'altra all'interno di una coppia senza legame semantico (per esempio, rubino-cornacchia). Ciascuna coppia di parole è disposta separatamente nello Stimulus Book, sezione "Giudizio semantico" (totale: 24).

Somministrazione 📖

L'esaminatore informa il partecipante che dovrà dire se esiste o meno un legame di significato tra le due parole che gli sono presentate e che, se c'è un legame, dovrà spiegare quale. Le coppie di parole sono poi presentate una a una, insieme sia nella forma orale che scritta. Quando il partecipante afferma l'esistenza di un legame tra le parole, sia che questa sia la risposta corretta o meno, l'esaminatore gli chiederà di spiegare quale sia il legame.

Codifica

L'esaminatore segna la casella corrispondente alla risposta del partecipante nel protocollo di codifica. La casella scura corrisponde alla risposta corretta. La spiegazione data dal partecipante per descrivere un legame semantico tra le due parole viene trascritta nella colonna "Spiegazioni". La casella "Sì" è segnata quando la risposta è corretta, secondo la guida alla codifica riportata nel Box 2.5.

Box 2.5 Guida alla codifica dei giudizi semantici

3. Pioggia – neve
1: Legame con il clima, la temperatura, la meteorologia, le intemperie o l'acqua
0: Altre (per esempio, cadono dal cielo, la pioggia diventa neve o viceversa)

4. Cavallo – mucca
1: Animali
0: Altre

6. Aquila – cornacchia
1: Uccelli
0: Altre (per esempio, animali)

7. Sigaro – pipa
1: Per fumare, articoli da fumatore, tabacco
0: Altre (per esempio, dannosi per la salute)

10. Seta – lino
1: Tessuti, tessili, fibre, per fare i vestiti
0: Altre (per esempio, naturali, dei vestiti)

12. Bomba – fucile
1: Armi, legame con la guerra, per uccidere/distruggere
0: Altre (per esempio, esplodono)

13. Mela – prugna
1: Frutti
0: Altre (per esempio, alimenti, per mangiare)

14. Rame – oro
1: Metalli
0: Altre (per esempio, minerali, gioielli)

17. Lavandino – padella
1: Sono presenti in cucina
0: Altre (per esempio, elettrodomestici)

18. Fagiolo – lenticchia
1: Legumi
0: Altre (per esempio, alimenti, per mangiare)

19. Rubino – perla
1: Per fare gioielli, accessori, pietre preziose
0: Altre (per esempio, pietre, metalli preziosi)

22. Cucchiaio – coltello
1: Utensili, posate
0: Altre (per esempio, sono presenti in cucina, per mangiare)

Interpretazione

Il punteggio totale è confrontato con il punteggio normativo. Un punteggio
inferiore o uguale al punto di richiesta di attenzione indica la presenza di difficoltà nell'identificare i legami semantici tra le parole. Risulta interessante
analizzare la qualità delle spiegazioni:
* accesso a definizioni categoriali per descrivere i legami semantici;
* presenza di parafasie semantiche, circonlocuzioni, esitazioni nel dare la
  risposta.

2.15 Formulari di dépistage dei problemi di comunicazione (vedi formulari alla pagina http://extras.springer.com)

Sono disponibili due formulari. Uno per il clinico e uno per il caregiver. Il questionario per il clinico è compilato dall'esaminatore con l'aiuto del caregiver. Le risposte in grassetto indicano difficoltà di comunicazione. Qualora l'esaminatore non avesse la possibilità di interagire con il caregiver, è possibile lasciare a quest'ultimo una copia del formulario per il caregiver, da cui l'esaminatore trarrà in seguito le informazioni necessarie.

Printed in the United States
By Bookmasters